Verantwortungsvolle Forschung

Jan-Hendrik Heinrichs • Bert Heinrichs

Verantwortungsvolle Forschung

Ein praxisorientierter Ansatz

Mit Beiträgen von Jochen Kuck

J.B. METZLER

Jan-Hendrik Heinrichs
INM-7
Forschungszentrum Jülich
Jülich, Deutschland

Bert Heinrichs
INM-7
Forschungszentrum Jülich
Jülich, Deutschland

Institut für Wissenschaft und Ethik (IWE)
Rheinische Friedrich-Wilhelms-Universität Bonn
Bonn, Deutschland

ISBN 978-3-662-72838-3 ISBN 978-3-662-72839-0 (eBook)
https://doi.org/10.1007/978-3-662-72839-0

Die Deutsche Nationalbibliothek verzeichnet diese Publikation in der Deutschen Nationalbibliografie; detaillierte bibliografische Daten sind im Internet über https://portal.dnb.de abrufbar.

Einbandabbildung: Yon Marsh Natural History/Alamy

Planung/Lektorat: Franziska Remeika
J.B. Metzler ist ein Imprint der eingetragenen Gesellschaft Springer-Verlag GmbH, DE und ist ein Teil von Springer Nature.
Die Anschrift der Gesellschaft ist: Heidelberger Platz 3, 14197 Berlin, Germany

Vorwort

Wissenschaft und Forschung (im Folgenden werden die Begriffe synonym verwendet) stehen heute stärker unter Beobachtung denn je. Gesellschaft und Politik fordern Transparenz, Rechenschaft und eine klare Kommunikation darüber, was in der Forschung geschieht – und warum. Zwar genießt die Wissenschaft nach wie vor ein hohes Ansehen – so vertrauen laut Wissenschaftsbarometer 2024 55 % der Befragten Wissenschaft und Forschung voll und ganz – und wird weithin als Schlüssel zur Lösung drängender globaler Probleme betrachtet. Doch zugleich wächst der Anspruch, dass wissenschaftliches Arbeiten nicht nur methodisch korrekt, sondern auch ethisch reflektiert und gesellschaftlich legitimiert sein muss. Die Anforderungen an Forschung haben sich verändert – und mit ihnen die Verantwortung der Forschenden. Dies betrifft nicht nur die Verwendung von öffentlichen Ressourcen, sondern auch Forschungsziele und methodische Ansätze. Insbesondere sind Wissenschaft und Forschung sehr viel stärker als früher aufgefordert zu zeigen, dass ihr Handeln ethisch verantwortungsvoll ist. Dieser Begründungsbedarf schränkt die Wissenschaftsfreiheit nicht ein, deren Status als ethisches Grundprinzip und verfassungsmäßig verbürgtes Grundrecht unbestritten ist. Er weist aber doch aus, dass ethische Grundprinzipien und verfassungsmäßige Grundrechte regelmäßig gegeneinander abgewogen werden müssen. Wissenschaft und Forschung müssen heutzutage bereits bei der konzeptionellen Planung ethische und rechtliche Abwägungsfragen mitbedenken und überzeugend beantworten.

Neben fachwissenschaftlicher Expertise benötigen Forschende deshalb auch forschungsethische Kenntnisse. Über sie zu verfügen, wird von Forschenden nicht nur als gesellschaftlich auferlegte Aufgabe angesehen, sondern entspricht gleichermaßen dem eigenen Anspruch, ihre Arbeit ethisch zur reflektieren und moralisch zu gestalten. Sowohl in der eigenen ethischen Urteilsbildung als auch im Rahmen von Projektanträgen und Begutachtungsverfahren müssen und wollen die Forschenden Fragen nach der ethischen Rechtfertigung der von ihnen verfolgten Ziele sowie der vorgesehenen Mittel beantworten können.

Forschungsethisches Urteilsvermögen ist aber nicht nur im Hinblick auf eigene Forschungsvorhaben gefordert. Ein verbreiteter Ansatz, um verantwortungsvolle Forschung zu gewährleisten, besteht darin, Mechanismen der akademischen Selbstregulierung zu implementieren. Dieser Ansatz entstammt ursprünglich der Medizin, ist mittlerweile aber in vielen Disziplinen verbreitet und wird auch mit Blick auf spezifische Problemstellungen über disziplinäre Grenzen hinweg verfolgt. Dies führt dazu, dass Forschende vermehrt in Gremien tätig werden, die Projekte von anderen Forschenden ethisch begutachten.

Der vorliegende Band bietet einen praxisorientierten Ansatz, der es Forschenden erleichtern soll, mögliche ethische Probleme ihrer eigenen Arbeit zu identifizieren, und führt in etablierte Konzepte zur Handhabung ethischer Herausforderung ein. Daneben will er ein für die Teilhabe in Ethikgremien und -kommissionen erforderliches Hintergrundwissen vermitteln und aufzeigen, wie akademische Selbstregulierung helfen kann, der gesellschaftlichen Forderung nach verantwortungsvoller Forschung nachzukommen.

Der Band beginnt mit grundlegenden ethischen Begriffen und Prinzipien (Kap. 1), bevor er sich den besonderen Herausforderungen internationaler Forschung widmet (Kap. 2), etwa im Umgang mit unterschiedlichen rechtlichen, kulturellen und institutionellen Rahmenbedingungen. Kap. 3 beleuchtet, wie unterschiedliche Forschungsziele die ethische Bewertung modifizieren können – sei es die Grundlagenforschung, Dual Use oder die Abwägung gesellschaftlicher Relevanz von Forschungszielen. Die umfangreiche Teil III (Kap. 6, 7, 8, 9, 10, 11 und 12) bietet differenzierte ethische Leitlinien für verschiedene Forschungsfelder: von der Arbeit mit Menschen, Tieren oder Umwelt über Kulturgüter bis hin zum Einsatz Künstlicher Intelligenz. Die Kap. 13 und 14 widmen sich Fragen ethischer Entscheidungsfindung im Forschungsalltag sowie exportkontrollrechtlichen Aspekten. Ein abschließendes Kapitel bietet nützliche Ressourcen, Literatur und Hinweise auf weiterführende Institutionen.

Der gesamte Band ist von dem Anspruch geleitet, einen praxisorientierten Ansatz zu liefern. Einige ethische Grundlagen sind dafür unerlässlich, sie stehen aber nicht im Zentrum. Den Mittelpunkt bilden vielmehr die verschiedenen Forschungsfelder, die in den Kap. 6, 7, 8, 9, 10, 11 und 12 beleuchtet werden. Den Anfang bildet hier jeweils ein konkreter, teilweise historischer Fall. Anschließend wird dargestellt, welche der ethischen Prinzipien, die im ersten Kapitel eingeführt wurden, für ein Feld besonders einschlägig sind und welche Spezifizierungen es eventuell gibt. Schließlich werden konkrete ethische Anforderungen benannt, mit denen sich Forschende in dem jeweiligen Bereich konfrontiert sehen. Ein Blick auf einschlägige Richtlinien sowie eine kurze Zusammenfassung schließen jedes dieser Unterkapitel ab. Diese Struktur soll helfen, schnell Orientierung für die praktische Arbeit zu erlangen. Die Ausführungen zu Verfahren ethischer Entscheidungsfindung komplettieren diesen Ansatz, indem sie zeigen, wie wohlerwogene Urteile zu Einzelfällen, ethische Prinzipien und allgemeine Hintergrundannahmen zusammengenommen helfen können, die Forschungspraxis verantwortungsvoll zu gestalten.

Jülich, Deutschland

Jan-Hendrik Heinrichs
Bert Heinrichs

Interessenkonflikt

Die Autor*innen haben keine für den Inhalt dieses Manuskripts relevanten Interessenkonflikte.

Inhaltsverzeichnis

Teil I

Kontexte forschungsethischer Bewertung

1 Grundlagen der Forschungsethik

Inhaltsverzeichnis

1.1 Moral – Ethik – Angewandte Ethik – Forschungsethik

Die Forschungsethik ist derjenige Bereich der Angewandten Ethik, der sich mit moralischen Herausforderungen der Forschung auseinandersetzt. Diese knappe Verortung soll im Folgenden erläutert werden.

Der Begriff ‚Moral' bezeichnet eine Menge von Regeln, Prinzipien, Werten oder Tugenden, die das menschliche (Zusammen)leben betreffen und die mit dem Anspruch auf universelle und vorrangige Geltung verbunden sind (Hübner, 2014, S. 13). Moral unterscheidet sich damit einerseits etwa von religiösen Regeln, die oft auch vorrangige Geltung beanspruchen, aber nur für Angehörige der entsprechenden religiösen Gemeinschaft verbindlich sind, und andererseits von Konventionen, die ebenfalls ein universelles Gepräge haben können, aber keine Vorrangigkeit für sich reklamieren. Kurz, die Moral umfasst Regeln, die immer und für alle gelten sollen. Im Detail stellen sich hier eine ganze Reihe von schwierigen Fragen, mit denen sich die philosophische Ethik intensiv beschäftigt. Dessen ungeachtet trifft diese Definition von Moral eine klare und weitverbreitete Vorstellung davon, was Moral ist, und sie ist für den vorliegenden Zusammenhang völlig ausreichend.

Wie gesagt, mit Fragen der Moral befasst sich die Ethik, denn die Ethik ist die Wissenschaft der Moral (Hübner, 2014, S. 17). In der Alltagssprache werden die Begriffe ‚Moral' und ‚Ethik' häufig synonym verwendet. Es ist aber sinnvoll

J.-H. Heinrichs, B. Heinrichs, *Verantwortungsvolle Forschung*, https://doi.org/10.1007/978-3-662-72839-0_1

zwischen dem Gegenstandsbereich ‚Moral' und der wissenschaftlichen Disziplin ‚Ethik' zu unterscheiden, wenngleich dies in der Philosophie teilweise umstritten ist oder zumindest nicht konsequent umgesetzt wird. Folgt man dieser Terminologie, dann verhält sich ‚Moral' zu ‚Ethik' wie ‚Mentales' zu ‚Psychologie'. Eine solche Begriffsverwendung hat den Vorteil, dass man zwischen zwei unterschiedlichen Arten von Problemen unterscheiden kann, nämlich zwischen moralischen Problemen einerseits und ethischen Problemen andererseits. Wiederum kann der Vergleich mit der Psychologie helfen: Leidet eine Person beispielsweise an einer Angststörung, dann hat sie ein mentales oder psychisches Problem; fragt man sich hingegen, ob es einen Zusammenhang zwischen Angststörungen und erhöhtem Stress gibt, dann beschäftigt man sich mit einem psychologischen Problem. Letzteres ist durch eine abstrakt-allgemeine oder wissenschaftliche, ersteres durch eine konkret-individuelle oder persönliche Perspektive gekennzeichnet. Es besteht die Hoffnung, dass die Klärung wissenschaftlicher Probleme dabei hilft, persönliche Probleme besser lösen zu können. So führen Fortschritte in der Psychologie zu einem besseren Verständnis und oft auch zu einer effektiveren Behandlung von psychischen Problemen. Ähnlich verhält es sich auch mit Moral und Ethik: Hat eine Person beispielsweise einer anderen Person ein Versprechen gegeben, das sie aufgrund eines unvorhergesehenen Ereignisses nicht einhalten kann, dann hat sie ein moralisches Problem; fragt man sich hingegen, warum und unter welchen Bedingungen Versprechen moralisch verbindlich sind, dann beschäftigt man sich mit einem ethischen Problem. Auch hier besteht die Hoffnung, dass die Klärung ethischer Probleme dabei hilft, moralische Probleme zu lösen.

Oftmals besteht kein enger und unmittelbarer Zusammenhang zwischen wissenschaftlichen und persönlichen Problemen. Insbesondere die Grundlagenforschung behandelt in der Regel Problemstellungen, die weit von alltäglichen Problemen entfernt sind. So verhält es sich auch in der Ethik. Wie in anderen Bereichen der Wissenschaft gibt es aber mit der Angewandten Ethik einen Teilbereich, der sich mit vergleichsweise alltagsnahen Fragen beschäftigt. Die Angewandte Ethik kann als derjenige Teilbereich der Ethik bezeichnet werden, der sich mit konkreten moralischen Problemen beschäftigt. Sie behält dabei aber eine wissenschaftliche Grundhaltung. Die Angewandte Ethik lässt sich weiter nach Handlungsbereichen unterteilen, denen die konkreten moralischen Probleme entstammen. Ein typisches Beispiel ist die Medizinethik, die sich beispielsweise mit Themen wie der Pränataldiagnostik, der Organtransplantation oder der Sterbehilfe beschäftigt. Daneben gibt es zahlreiche weitere Bereichsethiken wie etwa die Wirtschaftsethik oder eben die Forschungsethik. Teilweise wird auch nach anderen Gegenstandsarten differenziert wie im Falle der Pflanzenethik oder der Tierethik. Zudem ist es so, dass diese Arten der Einteilung häufig nicht eindeutig sind. So lassen sich Problemstellungen der medizinischen Forschung offenbar sowohl der Medizinethik als auch der Forschungsethik zurechnen.

Die Forschungsethik ist jedenfalls der Teilbereich der Angewandten Ethik, der sich mit moralischen Problemen im Kontext der wissenschaftlichen Forschung beschäftigt. Teilweise ist auch die Bezeichnung ‚Wissenschaftsethik' gebräuchlich. Im Zentrum stehen Fragen danach, wie eine verantwortungsvolle Forschung zu gestalten ist. Dazu zählen insbesondere Fragen zum Umgang mit menschlichen Probanden sowie mit humanbiologischem Material, Fragen zum Umgang mit nichtmenschlichen Tieren, aber auch mit der belebten sowie der unbelebten Natur, Fragen zum Umgang mit Daten und schließlich zum Umgang mit Kunst- und Kulturgütern. Eine besondere Rolle spielt seit einiger Zeit die Nutzung von Künstlicher Intelligenz in der Forschung. All diese Fragestellungen werden in Teil III dieses Buchs ausführlich thematisiert.

1.2 Ansätze der Normativen Ethik

Kurz soll hier auf Ansätze der Normativen Ethik eingegangen werden, da sie den theoretischen Hintergrund der Angewandten Ethik und damit auch der Forschungsethik bilden. Die Normative Ethik untersucht, welche Regeln, Prinzipien, Werte oder Tugenden das menschliche (Zusammen-)leben regeln sollten. Sie unterscheidet sich damit von der deskriptiven Ethik einerseits und der Metaethik andererseits (Hübner, 2014, S. 21–23). Erstere beschreibt, welche Regeln, Prinzipien, Werte oder Tugenden *de facto* – gegebenenfalls in einer bestimmten Gruppe oder Gesellschaft – befolgt beziehungsweise als gültig angesehen werden oder wurden. Dieser deskriptive Zugang zur Moral ist vor allem kennzeichnend für Disziplinen wie die Geschichtswissenschaften, die Kulturanthropologie oder die Soziologie. In der philosophischen Metaethik interessiert man sich u. a. für die ontologischen und epistemologischen Voraussetzungen der Ethik, d. h. dafür, ob und wie moralische Eigenschaften und Entitäten existieren und wie man von ihnen wissen kann (Hübner, 2014, Kap. 3).

Die charakteristische Perspektive der Normativen Ethik besteht darin, dass sie danach fragt, was gelten *sollte*. Innerhalb der Normativen Ethik lassen sich drei Hauptansätze identifizieren: die Tugendethik, die Deontologie und der Konsequentialismus bzw. die Teleologie (Hübner, 2014, Kap. 4, 5 und 6). Diese drei Ansätze unterscheiden sich bereits in ihrer Begrifflichkeit. Während die Tugendethik Moral als Menge von Tugenden konzipiert, versteht die Deontologie sie als Set von Prinzipien oder Regeln. Der Konsequentialismus hingegen legt den Schwerpunkt auf einen oder mehrere Werte, die durch Handlungen realisiert werden sollen. Eng damit verbunden ist der jeweilige Schwerpunkt, den diese Ansätze bei der moralischen Bewertung legen: Die Tugendethik orientiert sich am Charakter der/des Handelnden, die Deontologie an der Art der Handlung und der Konsequentialismus an den Folgen einer Handlung. Ein Beispiel kann helfen, diese unterschiedlichen Zugangsweisen deutlich zu machen: Der antike römische Autor Titus Livius berichtet in seinem Buch *Römische Geschichte* Titus Livius (1821) (I, 6–7) davon, dass die Brüder Romulus und Remus, nachdem sie beschlossen hatten, eine Stadt zu gründen, in Streit darüber gerieten, wer diese benennen und beherrschen sollte. Die Vorzeichen entschieden für Romulus, der daraufhin begann, eine Mauer zu bauen. Um seinen Bruder zu verspotten, soll Remus über die noch niedrige Mauer gesprungen sein, woraufhin der erzürnte Romulus den Remus erschlug. Offenbar handelt es sich um einen Brudermord. Fraglich ist aber, worauf genau die moralische Kritik abstellen sollte. Der Tugendethik zufolge liegt das Hauptproblem im jähzornigen Charakter des Romulus; die Deontologie hingegen weist auf die Tötungshandlung; der Konsequentialismus schließlich hebt die Handlungsfolgen hervor, also die Tatsache, dass Remus tot ist.

Die Diskussion über die Vor- und Nachteile dieser drei Ansätze der Normativen Ethik währt schon lange, ohne dass sich ein Konsens darüber abzeichnet, welcher von ihnen zu bevorzugen ist. Immerhin hat die ethische Forschung im Detail aufzeigen können, wo genau Stärken und Schwächen liegen. Während viele Ethiker*innen die Auffassung vertreten, dass einer der Ansätze sich eindeutig als überlegen erweist, denken andere, dass es von den konkreten Problemstellungen abhängt, ob moralisches Nachdenken und Urteilen tugendethisch, deontologisch oder konsequentialistisch verfahren sollte. Insbesondere in der Angewandten Ethik ist ein ethischer Pluralismus verbreitet, der Elemente aller drei Ansätze miteinander verbindet.

1.3 Ethischer Pluralismus

Der ethische Pluralismus beschränkt sich nicht auf einen der klassischen Ansätze der normativen Ethik, sondern versucht vielmehr, unterschiedliche Elemente miteinander zu verbinden. Kritiker*innen sehen darin einen unsystematischen und im schlimmsten Fall widersprüchlichen Eklektizismus. Proponent*innen hingegen verweisen darauf, dass sich so spezifische Stärken einzelner Theorien nutzen und ihre Schwächen in bestimmten Anwendungsfeldern vermeiden lassen. Ein solches Vorgehen ist in der Angewandten Ethik deshalb weit verbreitet. Ihre Nähe zu konkreten moralischen Problemen führt vermutlich dazu, dass sie Anwendbarkeit höher schätzt als systematische Strenge.

Ein besonderes prominentes Beispiel für ethischen Pluralismus ist der Ansatz von Tom L. Beauchamp und James F. Childress, der teilweise unter dem Namen *Prinziplismus* (engl. *principlism*) firmiert. Die beiden Autoren haben ihre Überlegungen in dem Buch *Prinzipien der Bioethik* niedergelegt, das erstmals 1979 erschien und mittlerweile in achter Auflage (2019, dt. 2024) vorliegt. Auch wenn *Prinzipien der Bioethik* – wie der Titel andeutet – ursprünglich für den Bereich der biomedizinischen Ethik konzipiert war, findet es mittlerweile weit darüber hinaus Anwendung.

Beauchamp und Childress (2024) machen vier Prinzipien namhaft, die für die Identifizierung von moralischen Problemen und deren Lösung herangezogen werden sollen: Achtung der Autonomie, Nichtschaden, Fürsorge und Gerechtigkeit. Zusätzlich heben sie die Bedeutung des moralischen Charakters hervor und beziehen auf diese Weise tugendethische Überlegungen mit ein. Während das erste und das vierte Prinzip eher einen deontologischen Charakter haben, weisen die Prinzipien zwei und drei eher ein konsequentialistisches Gepräge auf. Allerdings sind diese Zuordnungen keineswegs eindeutig. Klar ist jedenfalls, dass die beiden Autoren an sehr unterschiedliche Traditionslinien der normativen Ethik anknüpfen und vielfältige Begriffe und Argumente in ihrem Ansatz zu verbinden suchen.

Neben dem *Prinziplismus* von Beauchamp und Childress gibt es weitere plurale Theorien, die für die Angewandte Ethik genutzt werden können. Dazu zählen vor allem sogenannte Gütertheorien, die von Grundgütern ausgehen, die für ein gutes menschliches Leben unerlässlich sind (Arneson, 1990; Horn, 2021). Ähnlich gelagert sind Ansätze, die von grundlegenden menschlichen Fähigkeiten ausgehen, deren Realisierung jedem Menschen möglich sein sollte (Brock, 2001; Nussbaum, 2000). Eine andere Theorievariante knüpft an die Tradition des Naturrechts an und benennt grundlegende Rechte, die jedem Menschen qua Menschsein zukommen (Finnis, 2011). Wenn im Folgenden der Ansatz von Beauchamp und Childress als Referenz verwendet wird, ist damit keine Entscheidung gegen diese Alternativen verbunden. Es trägt vielmehr nur dem Umstand Rechnung, dass der *Prinziplismus* innerhalb der Angewandten Ethik weit verbreitet und für viele Problemstellung der Forschungsethik unmittelbar anschlussfähig ist. Es ist eine Fragestellung der Normativen Ethik, ob bzw. in welchem Maße verschiedene plurale ethische Theorien miteinander kompatibel oder womöglich auf einer tieferen Ebene sogar kongruent sind.

1.4 Ethische Prinzipien für die Forschung

Die Forschungsethik muss ähnlich breit aufgestellt sein wie Forschung selbst, und diese umfasst so unterschiedliche Disziplinen wie die Archäologie, die Biologie, die theoretische Physik und die KI-Forschung. Die Forschungen unterschiedlicher Disziplinen weichen nicht nur methodisch und thematisch, sondern auch in ihren moralischen Herausforderungen erheblich voneinander ab. Aus diesem Grund finden sich in den ethischen Erwägungen zu unterschiedlichen Forschungsfeldern zwar überlappende, aber dennoch divergierende Bündel von ethischen Prinzipien. Zudem werden geteilte Prinzipien in den einzelnen Forschungsfeldern den jeweiligen Gegebenheiten entsprechend spezifiziert. So bezieht sich das Nichtschadensprinzip in der Forschung am Menschen überwiegend auf physische und psychische Verletzungen individueller menschlicher Proband*innen (s. Kap. 6), in der Forschung mit Kunst- und Kulturgütern kann es sich auf Gemeinschaften oder Objekte beziehen und gegebenenfalls sogar den physischen Erhalt Letzterer als eine Form von Schaden klassifizieren. In einigen indigenen Kulturen gibt es nämlich Gegenstände, die mit dem Ziel hergestellt werden, sie der natürlichen Verwitterung anheimzustellen, und deren Konservierung dieser kulturellen Praxis zuwiderläuft (s. Kap. 11).

Trotz dieser internen Diversität lässt sich in enger Anlehnung an den klassischen Prinziplismus eine Kerngruppe von Prinzipien ausmachen, die auch in der Forschungsethik leitend sind. Achtung vor der Autonomie, Fürsorge, Nichtschaden und Gerechtigkeit spielen in zahlreichen Forschungsfeldern in der einen oder anderen Weise eine Rolle und beziehen sich dort auf unterschiedliche Forschungsbeteiligte und Forschungsbetroffene, zuweilen auch auf nicht-menschliche Entitäten, von denen es Schaden abzuwenden gilt. Die jeweiligen Interpretationen dieser Prinzipien werden in den Darstellungen einzelner Forschungsfelder in den Kap. 6, 7, 8, 9, 10, 11 und 12 ausgeführt.

Innerhalb zahlreicher Forschungsfelder hat es weitgehend eigenständige ethische Diskussionen gegeben, die zu Entwicklungen spezifischer Prinzipien geführt haben. Dennoch sind solche spezifizischen Prinzipien mit jenen vier Kernprinzipien verwandt und werden in der weiteren Darstellung auf sie bezogen werden. Andere Prinzipien sind hingegen weitgehend eigenständig und werden als solche ausgewiesen. Zu diesen in einzelnen Forschungsbereichen entwickelten Prinzipien gehört das Transparenzprinzip, das sowohl in der KI-Forschung (s. Kap. 12) als auch als prozedurales Prinzip bei der Forschung im internationalen Kontext und bei der Einbeziehung unterschiedlicher Stakeholder etwa bei Forschung mit Mikroorganismen (s. Kap. 9) oder bei der Untersuchung von Kunst- und Kulturgütern (s. Kap. 11) eine Rolle spielt. In diese Gruppe von Prinzipien fallen auch die Prinzipien Fairness, Respekt, Sorge (*care*) und Ehrlichkeit, die im internationalen Kontext eine gesonderte Rolle spielen (s. Kap. 2). Sie werden im einschlägigen Kapitel auf die Kernprinzipien des Prinziplismus bezogen.

Ein gängiges Problem pluralistischer Ansätze, nämlich das Erfordernis, Prinzipien gegeneinander abzuwägen, wo diese konfligieren, wird ebenfalls an konkreten Fällen diskutiert. Obwohl es in der Medizin- und Bioethik Vorschläge zur grundsätzlichen Gewichtung von Prinzipien über alle Fälle hinweg gibt (beispielsweise Radden, 2020), ist die Spannbreite der Themen in der Forschungsethik zu groß für eine derart weitreichende Generalisierung. Das ist allein deshalb schon der Fall, weil die Übertragung medizin- und bioethischer Prinzipien auf andere Bereiche gewisser Anpassungen bedarf (z. B. Mittelstadt, 2019; dagegen Seger, 2022). Die Gewichtung der Prinzipien benötigt daher mindestens eine vergleichbare Abstimmung auf ein Themenfeld. Mit dem Modell des Überlegungsgleichgewichts skizzieren wir ein allgemeines Verfahren, das bei dieser Anpassung helfen kann (s. Kap. 13). Zusammen mit den Darstellungen einzelner Forschungsfelder sowie den darin vorgeführten Interpretationen ethischer Prinzipien bildet es einen umfassenden Ansatz für eine praxisorientierte Forschungsethik. Verantwortungsvolle Forschung orientiert sich demnach an anerkannten ethischen Prinzipien sowie auch an wohl erwogenen Einzelurteilen, die an paradigmatischen Fällen geschult werden können. Der vorliegende Band will dazu eine Grundlage bereitstellen.

Literatur

Arneson, R. J. (1990). Primary goods reconsidered. *Nous, 24*(3), 429–454.

Beauchamp, T. L., & Childress, J. F. (2024). *Prinzipien der Bioethik*. Karl Alber.

Brock, D. (2001). Quality of Life Measures in Health Care and Medical Ethics. In J. Harris (Ed.), *Bioethics*. Oxford University Press.

Finnis, J. (2011). *Natural Law and Natural Rights*. 2nd ed. Oxford University Press.

Hübner, D. (2014). *Einführung in die philosophische Ethik*. Vandenhoeck & Ruprecht.

Horn, C. (2021). Moralischer Konstitutivismus und die Ethik grundlegender Güter. *ZEMO 4*, 377–395. https://doi.org/10.1007/s42048-021-00090-y

Mittelstadt, B. (2019). Principles alone cannot guarantee ethical AI. *Nat Mach Intell 1*, 501–507. https://doi.org/10.1038/s42256-019-0114-4

Nussbaum, M. C. (2000). *Women and Human Development: The Capabilities Approach*. Cambridge University Press.

Radden, J. (2020). Principlism's balancing act: Why the principles of biomedical ethics need a theory of the good. *Journal of Medicine and Philosophy, 45*(4–5), 560–579. https://doi.org/10.1093/jmp/jhaa011

Seger, E. (2022). In Defence of Principlism in AI Ethics and Governance. *Philos. Technol. 35*, 45. https://doi.org/10.1007/s13347-022-00538-y

Titus Livius (1821). *Römische Geschichte*. Übers. mit kritischen und erklärenden Anm. von K. Heusinger. Friedrich Vieweg. https://www.projekt-gutenberg.org/livius/roemisch/roemisch.html

Forschung im internationalen Kontext 2

Inhaltsverzeichnis

2.1 Hintergrund

Im Herbst 2019 wurde ein japanischer Geschichtsprofessor der Hokkaido-Universität während einer Forschungsreise nach China festgenommen. Obwohl er auf Einladung des Instituts für Moderne Geschichte der Chinesischen Akademie der Sozialwissenschaften reiste und in einem von diesem organisierten Hotel untergebracht war, wurde sein Zimmer bei seiner Ankunft von der chinesischen Staatssicherheit durchsucht. Dabei wurden Materialien beschlagnahmt, die als Staatsgeheimnisse eingestuft wurden. Der Professor, bekannt für seine akribische Forschung zur Geschichte des Zweiten Japanisch-Chinesischen Krieges, hatte zuvor ähnliche Dokumente in Archiven weltweit gesammelt. Nach über zwei Monaten Haft wurde er im November 2019 freigelassen, nachdem er angeblich seine „illegalen Aktivitäten“ gestanden und Reue gezeigt hatte. Seine Freilassung erfolgte nach diplomatischem Druck auf höchster Ebene zwischen Japan und China (Kawashima, 2019).

In diesem Fall sind nicht nur unterschiedliche rechtliche und institutionelle Rahmenbedingungen aufeinandergetroffen. Die unklare Definition von ‚Staatsgeheimnissen‘ in China und die Möglichkeit, dass historische Forschung als Spionage interpretiert wird, spiegeln auch die aktuelle politische Lage zwischen den Staaten wider, die sich direkt auf die akademische Freiheit und Sicherheit niederschlägt.

J.-H. Heinrichs, B. Heinrichs, *Verantwortungsvolle Forschung*,
https://doi.org/10.1007/978-3-662-72839-0_2

Forschung im internationalen Kontext ist – wie das Beispiel zeigt – nicht nur unterschiedlichen und teilweise volatilen rechtlichen Rahmenbedingungen unterworfen, denen Kooperationspartner*innen jeweils zu genügen haben. Sie geschieht außerdem unter der Bedingung teilweise gravierender kultureller, sozialer und ökonomischer Unterschiede und daraus resultierender Hürden in der Kommunikation und Kooperation. Letztere ergeben sich sowohl im institutionellen als auch im individuellen Kontakt.

2.2 Moralische Herausforderung unterschiedlicher Rahmenbedingungen

Wissenschaftler*innen sind wie alle anderen Bürger*innen eines Landes grundsätzlich dazu verpflichtet, Gesetze einzuhalten. Wissenschaftler*innen sind darüber hinaus häufig und insbesondere dann, wenn sie staatliche Förderung erhalten, in ein enges Geflecht von gesellschaftlichen Zielsetzungen und Regelungen eingebunden. Das kann in unterschiedlichen Nationen stark voneinander abweichenden Charakter annehmen. In der Bundesrepublik Deutschland beispielsweise gilt die Freiheit von Forschung und Lehre als hohes Gut. Wissenschaft wird damit nicht nur als selbst organisierendes Teilsysteme der Gesellschaft, sondern auch als unabhängige Instanz im Prozess der gesellschaftlichen Meinungsbildung angesehen. Sie verfehlt ihre Aufgabe, wenn sie sich in ihren Forschungsinteressen oder gar in Verfahren und Ergebnissen an inhaltlichen Vorgaben politischer Institutionen oder Stakeholder und Lobbygruppen orientiert.

Andere Nationen wiederum haben ihr Wissenschaftssystem so eingerichtet, dass es sehr viel stärker auf politische Themensetzungen reagiert. Wissenschaft wird dort in anderer Weise als der Gesellschaft verpflichtet verstanden. Sie ist dann nicht potenzielles Korrektiv im Meinungsbildungsprozess, sondern Umsetzerin von Zielvorgaben, die in einem vorgängigen Verfahren gesetzt worden sind (Kaiser, 2024).

Diese Art der Verankerung in der Gesamtgesellschaft hat zur Folge, dass teilweise sehr unterschiedliche Regelsysteme für Wissenschaftler*innen gelten. Das reicht von abweichenden Verpflichtungen zur Einbeziehung von politischen Instanzen in der Themenfindung und im Forschungsdesign über konkrete Planvorgaben hinsichtlich der Zahl von Veröffentlichungen und Abschlüssen bis hin zu möglichen Verpflichtungen zur Vorlage von Ergebnissen und Publikationsmanuskripten bei staatlichen Stellen.

In Konstellationen mit unterschiedlich strukturierten Wissenschaftssystemen können internationale Kooperationen zu unvorhergesehenen Belastungen für Forschende aller beteiligten Partnerländer führen. Diese reichen von vermeintlich marginalen Diskrepanzen – etwa bei der Planung und Umsetzung gemeinsamer Publikationen – bis hin zu substanziellen normativen Konflikten. So können etwa Wissenschaftler*innen in Systemen mit hohem Publikationsdruck, aber flexiblen Zeitvorgaben längere Publikationsprozesse in Kauf nehmen, während solche Verzögerungen für Kolleg*innen, die an starre Karriere- oder Drittmittelzeitpläne gebunden sind, potenziell karriereschädigend wirken. In schwerwiegenderen Fällen können institutionelle Anforderungen unmittelbar miteinander kollidieren: Wenn etwa Forschungsergebnisse auf einer Seite vor der Veröffentlichung durch Sicherheitsbehörden auf mögliche militärische Relevanz überprüft werden müssen, während auf der anderen Seite eine strikte Bindung an Prinzipien ausschließlich zivilen Forschungsgebrauchs besteht, sind Normverletzungen – oder zumindest ein hohes Maß an institutionellen Spannungen – kaum zu vermeiden.

Grundsätzlich sind entsprechende Diskrepanzen in den Rahmenbedingungen durch Wissenschaftler*innen und deren Institutionen nur langfristig und nur teilweise beeinflussbar. Allerdings ist es möglich, Kooperationen auch kurzfristig durch einen hohen Grad an Transparenz und Kommunikation so zu gestalten, dass Konflikte aufgrund unterschiedlicher Rahmenbedingungen weitgehend vermieden werden können (Kennedy, 2024). Zu diesem Zweck bietet es sich an, die in der Wissenschaft ohnehin geltende Transparenzpflicht nicht nur auf Daten, Methoden und Ergebnisse anzuwenden, sondern auch auf den institutionellen Hintergrund der Forschenden und ihrer Einrichtungen sowie auf daraus erwachsende Erwartungen und Einschränkungen. Das bedeutet, es gilt unter Partner*innen offenzulegen, welche Quellen die Forschungstätigkeit finanzieren, ob potenzielle Interessenkonflikte bestehen, welche individuellen und institutionellen Teilnehmenden oder Vertragspartner*innen an einer Zusammenarbeit beteiligt sind sowie ob beziehungsweise welche potenziellen Beschränkungen oder Anforderungen an den Informationsfluss in Bezug auf ihre Forschung und Kooperationen bestehen.

Diese Form von gegenseitiger Transparenz kann unter Umständen daran scheitern, dass Forschende zuweilen ihre eigenen institutionellen Hintergründe nicht gut genug kennen. Gerade Wissenschaftler*innen früher Karrierestufen sind häufig in die Selbstverwaltung und Institutionsgeschehnisse nicht in hinreichendem Maße eingebunden, um beispielsweise alle Publikationserfordernisse oder Themenbeschränkungen ihrer Institution zu kennen. Hier ein Beispiel: Es gibt in zahlreichen deutschen Großforschungseinrichtungen eine Pflicht, Veröffentlichungen durch Institutsvorstände im Vorhinein genehmigen zu lassen. Gerade Nachwuchswissenschaftler*innen, die vorher im akademischen Umfeld gearbeitet haben, sind mit solchen Regelungen oft nicht vertraut. Aus diesem Grund kann es sinnvoll sein, nicht nur Informationen von innerhalb der jeweiligen potenziellen Kooperationsinstitutionen, sondern auch Beratung von Dritten – etwa dem Kompetenzzentrum Internationale Wissenschaftskooperationen (KIWi) des DAAD – in Anspruch zu nehmen.

Wissenschafts- und Forschungspolitik sind aber nicht die einzigen staatlichen Regelungsbereiche, die den Wissenschaftsprozess und internationale Kooperationen betreffen. Mindestens ebenso wichtig sind einerseits Regeln und Gesetze, die die Rechte von ausländischen Bürger*innen, in diesem Fall reisenden Forschenden, schützen, und andererseits solche, die die Rechte von potenziellen Forschungsteilnehmenden betreffen.

Während ausländische Forschende zunächst einmal als Bürger*innen anderer Staaten gelten, führt ihre Tätigkeit als Wissenschaftler*innen in einem anderen Land oft dazu, dass für sie andere Regeln gelten. Forschende, die ihren Urlaub im Ausland verbringen, sind lediglich Tourist*innen. Wenn sie aber einheimische Flora oder Fauna als Souvenir mitnehmen, wird ihnen möglicherweise eine Genehmigung für – nur mögliche – Forschungstätigkeit abverlangt. Bei lokaler Forschungstätigkeit bedarf es oft eines speziellen Visums für Forschende oder einer Kooperationsvereinbarung mit einer lokalen Behörde oder Forschungsinstitution. Je nachdem, ob es im betreffenden Land zusätzlich rechtliche Regelungen zum Transfer von Kulturgütern, biologischen Informationen oder Daten ins Ausland gibt, laufen sie eventuell sogar Gefahr, der Wissenschaftsspionage oder des illegalen Bioprospectings angeklagt zu werden.

Die Rechte ausländischer Forschender unterliegen je nach politischer Situation und nationalem Umfeld teilweise Gesetzen, die schnellem Wandel unterworfen sind. Zudem sind sie einer teilweise noch volatileren Auslegung ausgesetzt, die auch auf kurzfristige politische Prozesse reagiert. Als exemplarisch dafür dürfte das politische Klima in China während und nach der Covid-Pandemie gelten ebenso wie die amerikanische Einreisepolitik nach dem Regierungswechsel 2025. Aus dem chinesischen Kontext entstammt folgender Bericht:

> „One note on visits is that while I did actually visit a number of companies and saw their facilities, many contacts who I used to meet in their offices now prefer to meet in local coffee shops or other public venues. University access has become more difficult, with security and ID checks at the entry gates. While this dramatically improved after zero-Covid ended, when approvals commonly did not go through and required multiple attempts at registration, many still view the access formalities as much more of a bother than simply meeting off campus at the nearest Starbucks or Luckin Coffee. As for government research institutes, where even five or six years ago I was able to walk in without much in the way of a check at the gate, these contacts now much prefer not to register foreign visitors and to meet outside of the office." (Seligsohn, 2024, S. 65)

Aus dem Kontext der USA gibt es aktuell eine Vielzahl von Vorfällen, die noch der weiteren Aufklärung bedürfen und sich daher bislang nicht klar einordnen lassen. Es spricht indes einiges dafür, dass es nicht neue Gesetze sind, die Forschende vor zusätzliche Hürden stellen, sondern politisch geforderte schärfere Auslegungen bestehender Regelungen, etwa bei der Einreise.

Aus den genannten Gründen wird es immer wichtiger, bei Kooperationen externe Expertise zur Lage in einem Partnerland heranzuziehen und Vorkehrungen für sichere Reisen zu treffen. In Deutschland sind die ersten Ansprechpartner der DAAD und das Auswärtige Amt, das nicht nur Reiseinformationen zur Verfügung stellt, sondern auch eine Krisenvorsorgeliste (ELEFAND) führt. Daneben gibt das Bundesamt für Verfassungsschutz Informationsblätter zum Wirtschaftsschutz heraus, die unter anderem Informationen zur Sicherheit auf Geschäftsreisen enthalten.

Für die Forschung können die Rechte der Einwohner*innen ihrer Kooperationsländer ebenso problematisch sein, wobei alle vom Forschungsprozess betroffenen Personen, seien es Kolleg*innen, Forschungsteilnehmende, Verwaltungsangestellte oder anderweitig involvierte Personen, zu berücksichtigen sind. Die tatsächlichen Rechte dieser Personen müssen im Forschungsdesign bedacht werden, weil ihnen aus der Beteiligung im Forschungsprozess teilweise erhebliche Nachteile erwachsen können. Wo die freie Meinungsäußerung nicht ausreichend geschützt ist, kann die

Teilnahme an empirischer Sozialforschung mit Repressalien bedroht sein; Prostitutionsgesetze können die Teilnahme an bestimmten Studien im Bereich *public health* oder Infektionsforschung zu einem Risiko machen; Stigmatisierung von Armut kann Teilnehmende bestimmter ökonomischer Forschungsprojekte gefährden usw.

Es gibt keine Quelle, die die Rechte potenzieller Kooperationspartner*innen in derselben Weise aufarbeitet, wie das Auswärtige Amt und das Bundesamt für Verfassungsschutz dies für deutsche Forschende tun. Allerdings gibt es den von der Friedrich-Alexander-Universität Erlangen-Nürnberg (FAU) und dem V-Dem Institute betriebenen *Academic Freedom Index*, der die Situation der Wissenschaften in vielen Ländern analysiert, sowie weitere Indikatoren für die Freiheitsrechte und Rechtsstaatlichkeit jenseits des akademischen Umfelds wie das *World Justice Project* und dessen *Rule of Law Index*.

Zu ähnlichen Problemen kann es kommen, wenn der internationale Kontext im eigenen – hier: deutschen – Labor vorliegt. Sowohl die gerade beschriebenen unterschiedlichen rechtlichen Rahmenbedingungen als auch kulturelle Unterschiede (s. u.) können sich auch in der lokalen Kooperationspraxis manifestieren.

Die unterschiedlichen Rahmenbedingungen spielen schon früh in der Kooperationsanbahnung eine Rolle, wenn Forschende aus dem Ausland in Deutschland wissenschaftlich tätig werden wollen. Zunächst gibt es Regelungen, die die Kooperation mit einigen Ländern grundsätzlich betreffen. So ist die Zusammenarbeit mit Einrichtungen oder Personen aus Risikoländern wie gegenwärtig dem Iran, Nordkorea und Russland (z. B. wegen Spionage- oder Proliferationsrisiken) teilweise ganz ausgesetzt oder kann eine Sicherheitsüberprüfung oder eine Abstimmung mit dem Bundesamt für Verfassungsschutz (BfV) erfordern (s. Kap. 14). Finanzierende Stellen können in solchen Fällen zuweilen auch Sicherheitsaudits einfordern. Je nach Förderungen kann es Beschränkungen der Zusammenarbeit mit Nicht-EU-Einrichtungen geben.

Darüber hinaus unterliegen ausländische Forschende den üblichen Einreise- und Tätigkeitsbedingungen, die auch andere Arbeitnehmende treffen. Sie benötigen ein entsprechendes Visum oder eine Aufenthaltserlaubnis. Die aufnehmenden Einrichtungen müssen die gesetzlichen Pflichten zur Förderung erfüllen.

Die Beteiligung an Forschungsarbeiten, die für die nationale Sicherheit relevant sind, kann eine zusätzliche Überprüfung erfordern. Die wissenschaftliche Zusammenarbeit innerhalb eines deutschen Labors kann einen Transfer von Technologie, Software oder Wissen beinhalten, der der Exportkontrolle unterliegt. Es gelten die deutsche Außenwirtschaftsverordnung (AWV) und die EU-Dual-Use-Verordnung. Unerlaubte Transfers in bestimmte Länder oder an bestimmte Personen können strafrechtlich relevant sein (s. Kap. 14).

Außenwirtschaftsrechtlich irrelevante Ergebnisse können rechtliche Fragen, nämlich Fragen der Rechte an geistigem Eigentum, Nutzungsrechte, Lizenzierung und Veröffentlichungsrechte aufwerfen. Deutsches IP-Recht gilt für in Deutschland entwickelte Forschungsergebnisse, sofern vertraglich nichts anderes vereinbart wurde (Kulicke, 2023).

Unterschiedliche Rahmenbedingungen können neben Herausforderungen auch moralisch problematische Verlockungen bedeuten. Das ist insbesondere dann der Fall, wenn die Regelungen für Forschungsaktivitäten oder mit der Forschung verbundene Tätigkeiten – von der Versuchstierhaltung bis zur Entsorgung von Labormaterialien – bei einem Kooperationspartner weniger streng sind. Forschung dorthin zu verlagern, wo die entsprechenden Aktivitäten weniger streng oder nicht geregelt sind, wird als Forschungsdumping bzw. *ethics dumping* bezeichnet (Schroeder et al., 2021).

Forschungsdumping riskiert einerseits, Schäden und Belastungen dorthin auszulagern, wo Betroffene geringere Schutzstandards genießen, und verstößt damit potenziell gegen die Prinzipien des Nichtschadens und der Gerechtigkeit. Mindestens aber ist es deshalb moralisch verdächtig, weil Forschende sich jenseits des eigenen gesellschaftlichen Konsenses darüber stellen, welchen moralischen und sozialen Standards Forschung genügen sollte. Dieser Verdacht kann zwar unbegründet sein, wenn die moralischen Standards eines Herkunftslandes selbst fragwürdig sind oder ihre Übertragung auf andere Länder deren Bevölkerung nicht schützt, sondern ihnen fremde Wertvorstellungen aufzwingt. Dennoch gilt es auch dann, solch einen Verdacht im Einzelfall zu prüfen und mit guten ethischen Argumenten zurückzuweisen.

Die meisten nationalen und internationalen Fördergeber versuchen in ihren Statuten mittlerweile dafür zu sorgen, dass sie keine Projekte fördern, die Forschungsdumping betreiben. So fordert beispielsweise die EU-Forschungsförderung, dass Aktivitäten in Drittstaaten den ethischen Grundsätzen der EU entsprechen und in mindestens einem EU-Land legal sein müssen sowie die Einrichtung von Benefit-Sharing-Maßnahmen für Forschung in ärmeren Ländern. Die EU hat eigens zur Verhinderung von Forschungsdumping einen Code für globale Forschungskooperationen entwickelt, der sich in den genannten Anforderungen in der Forschungsförderung niederschlägt (Schroeder et al., 2019).

Die zentralen Prinzipien dieses Codes sind Fairness, Respekt, Sorge (*care*) und Ehrlichkeit. Das Prinzip der Fairness beinhaltet sowohl, dass Forschung sich an Fragestellungen orientieren muss, die für alle Forschungsbeteiligten relevant sind, als auch, dass Forschungsbetroffene im weiten Sinne im Forschungsprozess hinreichend beteiligt und repräsentiert werden müssen. Es übernimmt Elemente des Prinzips der Gerechtigkeit aus dem klassischen Prinziplismus, geht aber in der Regulierung von Forschungszielen darüber hinaus. Das Prinzip des Respekts richtet sich auf die Berücksichtigung lokaler kultureller und moralischer Standards und Verfahren. Im Gegensatz zum klassischen Prinzip des Respekts vor Autonomie ist es weniger an einer in der europäischen und angloamerikanischen Medizinethik verankerten individualistischen Konzeption von Autonomie orientiert. Das Prinzip der Sorge (*care*) fordert einerseits sicherzustellen, dass alle beteiligten Gemeinschaften in der Lage sind, hinreichend informiert und freiwillig am Forschungsprozess teilzuhaben und diesen auch effektiv zu kritisieren, und andererseits, die Interessen und Vulnerabilitäten aller Forschungbeteiligten zu berücksichtigen. Dieses Prinzip beinhaltet Elemente sowohl der klassischen Fürsorge- und Nichtschadensvorgaben als auch des traditionellen Respekts vor Autonomie. Ehrlichkeit beinhaltet die Transparenz von Forschungsprotokollen und -zielen über unterschiedliche Fähigkeiten zum Verständnis hinweg sowie die Offenlegung und Vermeidung von konfligierenden Interessen. Das Ehrlichkeitsprinzip übernimmt Elemente dessen, was traditionellerweise in der Operationalisierung von Respekt vor Autonomie, dem Einwilligungsvorbehalt, integriert ist, und macht dies zu einem eigenen, weiter angelegten Prinzip.

Während der globale Code in zahlreichen Formulierungen auf die spezifische Situation der Interaktion zwischen wirtschaftlich und strukturell privilegierteren und weniger privilegierten Ländern und deren Institutionen gemünzt ist, sind die meisten der dort vorgeschlagenen Prinzipien auch jenseits dieser Konstellation einschlägig.

2.3 Moralische Herausforderungen im Kontakt zwischen Forschenden

Auch wenn Wissenschaft grundsätzlich nach universalisierbaren Verfahren, Standards und Ergebnissen strebt, ist die Wissenschaftspraxis doch stets von lokalen kulturellen Gewohnheiten und historisch gewachsenen Standards geprägt. Der Unterschied an Einfluss und Ressourcen unterschiedlicher lokaler Kulturen resultiert darin, dass einige von ihnen einseitig internationale Standards für die wissenschaftliche Praxis setzen, was wiederum erhebliche Herausforderungen hinsichtlich der Umsetzung des Gerechtigkeitsprinzips in der Forschungsethik aufwirft. Diese Herausforderungen betreffen nicht nur ungleich verteilte Möglichkeiten, von Forschung zu profitieren, sondern auch unterschiedlichen Zugang zum Forschungsprozess selbst. Auf diese Weise können Ungleichgewichte im Kontakt unterschiedlicher lokaler Kulturen und Forschungskulturen im internationalen Kontext nicht nur zu Missverständnissen führen, sondern handfeste, wissenschaftlich und moralisch relevante Effekte zeitigen. Dazu zählt die Vernachlässigung unterschiedlicher Formen von Information im Wissenschaftsprozess – exemplarisch durch den Verlust bestimmter Bevölkerungen als Forschungsteilnehmende oder durch den Verlust kritischer Beiträge aus anderen Kulturkreisen.

Institutionelle Diskrepanzen

Internationale Forschungskooperationen finden nicht nur unter verschiedenen rechtlichen Rahmenbedingungen statt, sondern auch unter sehr unterschiedlichen institutionellen Voraussetzungen. Diese Unterschiede betreffen insbesondere die Ausstattung mit Ressourcen, die Strukturen und die Verfahren der beteiligten Institutionen. Sie haben ethische und epistemische Folgen für den gesamten Forschungsprozess. Solche Folgen treten keineswegs nur in asymmetrischen Kooperationskontexten auf, sondern betreffen internationale Zusammenarbeit insgesamt (Busisiwe et al., 2023).

Eine zentrale ethische Herausforderung besteht in ungleichen Gewichtungen bei Entscheidungsprozessen. Diese können einerseits durch strukturelle Ungleichgewichte entstehen. In Kooperationen zwischen Institutionen mit stark unterschiedlicher Ausstattung – etwa zwischen Universitäten in Westeuropa und Partner*innen in Südamerika, Afrika oder Südostasien – dominieren häufig die ressourcenstärkeren Partner*innen die Wahl der Forschungsthemen, der Methodik sowie die spätere Datenverwertung und Veröffentlichung. Unterschiedliche Gewichtungen bei Entscheidungsprozessen können aber auch durch verschieden strenge institutionelle Verfahren und Vorgaben entstehen. Wenn eine Institution sehr viel striktere Verfahren und Strukturen in eine Entscheidungssituation einbringt als ihre Kooperationspartner*innen, verschiebt sich das Gewicht oft zugunsten Ersterer. Die Beiträge von Forschenden, deren Institutionen weniger Gewicht in Kooperationsentscheidungen erhalten, werden dabei oft unterbewertet, was zu unfairen Autor*innenschaften oder zur problematischen Praxis des sogenannten *helicopter research* führen kann, d. h. „the practice of scientists and academic figures from high income countries conducting research projects in low- and middle-income countries, but lacking significant involvement within the communities studied or with local researchers“ (Lajeunesse-Trempe et al., 2025, S. 193).

Solche asymmetrischen Entscheidungskonstellationen haben, wie erwähnt, neben ethischen auch epistemische Konsequenzen. So neigen Kooperationen mit dominanten Partner*innen dazu, dass sich die methodischen und theoretischen Standards Letzterer durchsetzen, auch wenn sie nicht zwangsläufig für alle Forschungskontexte besser geeignet sind. Das betrifft etwa die Auswahl quantitativer Verfahren, standardisierter Fragebögen oder bestimmter Publikationsformate, die sich an westlichen Wissenschaftstraditionen orientieren. Alternative Herangehensweisen – etwa lokal verankerte qualitative Methoden, kontextuelle Wissenssysteme oder mündliche Überlieferung – werden dadurch marginalisiert. Dies kann zu einem Verlust epistemischer Vielfalt und damit zu einem Verlust möglicher Überprüfungsverfahren für wissenschaftliche Ergebnisse führen. Eine konkrete moralische Herausforderung in diesem Kontext ergibt sich aus den unterschiedlichen ethischen Standards und Prüfverfahren. In länderübergreifenden Projekten ist oft ohne vorherige Abstimmung unklar, welcher Maßstab gelten soll, wenn die Standards der Partnerinstitute voneinander abweichen.

Die Verteilung von Ressourcen innerhalb von Projekten wirkt sich nicht nur auf Entscheidungsprozesse hinsichtlich der Forschungsdurchführung aus, sondern auch auf den Zugang zu Forschungsergebnissen. Häufig verbleiben Datensätze, Analysen und Publikationen nach Projektende bei den besser ausgestatteten Institutionen, während andere Partner*innen keinen dauerhaften Zugriff mehr erhalten – obwohl die Erhebung möglicherweise bei diesen Letzteren erfolgte.

Zudem führen unterschiedliche institutionelle Anreizsysteme – etwa im Hinblick auf Drittmittelakquise, Impact-Metriken oder Lehrverpflichtungen – zu Spannungen innerhalb von Forschungsprojekten (Horta, 2022). Während in vielen Wissenschaftssystemen der Publikationserfolg in hochrangigen Journals Priorität hat, sind für andere Partnerinstitutionen Fragen lokaler Relevanz und nachhaltiger Praxisorientierung ausschlaggebend. Diese Zielkonflikte können epistemische Verzerrungen erzeugen, etwa, wenn Forschung primär auf publikationsfähige Ergebnisse ausgerichtet wird, anstatt sich an anderen Bedürfnissen vor Ort zu orientieren.

Vor diesem Hintergrund wird deutlich, dass internationale Forschungskooperationen nicht nur rechtlich, sondern auch institutionell aktiv gestaltet werden müssen. Während rechtliche Regelungen und Förderbedingungen mittlerweile wichtige Vorgaben machen, bedarf es zusätzlich struktureller Mechanismen, um institutionelle Asymmetrien anzuerkennen und auszugleichen. Dazu zählen gemeinsame Governance-Strukturen, *codes of conduct* und Konfliktlösungsverfahren und -strukturen.

Individuelle Diskrepanzen

Jenseits rechtlicher und institutioneller Vorgaben kann mangelnde Auseinandersetzung mit Forschenden oder Forschungsteilnehmenden aus anderen kulturellen Kontexten in individuellen Begegnungen darin resultieren, dass diese Personen und ihr Beitrag in unzureichendem Maße anerkannt werden.

Als Verlängerung der Asymmetrie zwischen kooperierenden Institutionen werden individuelle Beiträge von Forschenden aus Institutionen, die in vermeintlich globalen Rankings keine erhebliche Rolle spielen, oft übersehen oder unterbewertet. Das impliziert nicht nur einen schlechteren Zugang zu Koautor*innenschaften, Konferenzauftritten oder Förderanträgen, sondern auch ein geringes Gewicht in der Planung von Forschungskooperationen. Beide Effekte dürften sich zudem gegenseitig verstärken, wenn die Kriterien internationaler Rankings für eine konkrete Kooperation nicht einmal einschlägig sind. Solche Asymmetrien werden aber nicht nur durch Institutionszugehörigkeiten befeuert, sondern beispielsweise auch durch sprachliche Asymmetrien. Forschende mit besserem Verständnis der dominanten Wissenschaftssprache Englisch werden bei gleicher fachlicher Expertise nicht nur als kompetenter eingeschätzt, sondern dominieren auch den Austausch (Li et al., 2019).

Ähnliche Effekte zeitigt jenseits der Sprache der kulturelle Hintergrund. Forschende aus verschiedenen kulturellen Kontexten bringen voneinander abweichende Erwartungen an Kommunikation, Kritik, Hierarchie oder Zeitmanagement mit – was zu Missverständnissen und Ungleichbehandlungen führen kann. So wird direkte Kritik oder „Pushback“ auf das Projektdesign in einigen Kulturen als produktiv verstanden, in anderen hingegen als respektlos. Nicht zuletzt haben Forschende unterschiedlicher Karrierestufen je nach Kultur stark voneinander abweichende soziale Positionen, die zusätzlich oft von deren Geschlecht und sozio-ökonomischem Hintergrund abhängen.

Mindestens ebenso aufmerksamkeitsbedürftig ist der individuelle Kontakt mit Forschungsteilnehmenden in anderen kulturellen Kontexten. Wenn Forschende aus hoch angesehenen Institutionen in den Kontakt mit Forschungsteilnehmenden treten – etwa in Interviews, Befragungen oder ethnografischer Feldforschung –, wird ihnen oft mehr epistemische Autorität zugeschrieben als ihren lokal eingebundenen Partner*innen. Dies kann dazu führen, dass Aussagen der Teilnehmenden strategisch angepasst oder zurückgehalten werden. Lokale Forschende haben häufig besseren Zugang und genießen höheres Vertrauen, werden aber in die spätere Interpretation nicht gleichberechtigt eingebunden.

Solche Diskrepanzen im Umgang können auch bestehen bleiben, wenn institutionelle und formale Regelungen lokale Praktiken berücksichtigen. Das geschieht insbesondere dann, wenn kulturfremde Forschende lokale Gepflogenheiten zwar bedenken, aber in ihrer Kommunikation nicht wertschätzen. So stößt beispielsweise das unterschwellige Beharren auf einem westlichen Verständnis von individueller Autonomie in bestimmten afrikanischen Kontexten auf Irritation, auch wenn westliche Forschende formal kollektive Einwilligungsprozesse verwenden. Entsprechende als herablassend interpretierte Kommunikation veranlasst möglicherweise potenzielle Forschungsteilnehmende, sich den jeweiligen Forschungsprojekten zu entziehen. Langfristig unterläuft solch eine Missachtung lokaler Kulturen sogar das Vertrauen in die Wissenschaft und schädigt damit die Forschungsoptionen auch lokaler Wissenschaftler*innen.

2.4 Fazit

Internationale Forschungskooperationen bieten großes Potenzial für wissenschaftlichen Fortschritt, interkulturellen Austausch und globale Problemlösungen. Zugleich sind sie jedoch mit komplexen ethischen Herausforderungen verbunden, die sich aus kulturellen Differenzen und asymmetrischen Macht-, Ressourcen- und Wissensverhältnissen ergeben. Diese Asymmetrien betreffen nicht nur den Zugang zu Forschung, sondern auch deren Planung, Durchführung, Interpretation und Verwertung – mit weitreichenden Folgen für die epistemische Qualität und die soziale Gerechtigkeit wissenschaftlicher Praxis.

Für Forschende bedeutet dies, dass sie über die Verantwortung für ihre Methoden und Ergebnisse hinaus auch Verantwortung für die sozialen, kulturellen und institutionellen Rahmenbedingungen ihrer Forschung übernehmen müssen. Dazu gehören insbesondere die Reflexion eigener institutioneller und kultureller Ausgangsbedingungen, die Anerkennung alternativer Wissensformen und methodischer Zugänge, der faire Einbezug aller Projektpartner*innen in Entscheidungsprozesse sowie eine Kommunikation, die auf gegenseitigem Respekt und kultureller Sensibilität beruht. Ethisch verantwortliche internationale Forschung verlangt dabei nicht nur einfach regelkonformes Handeln entsprechend institutioneller *policies*, sondern aktives Gestalten der Kooperation im Sinne einer gerechten Wissenschaftspraxis.

2.5 Einschlägige Guidelines

Schroeder, D., Chatfield, K., Singh, M., Chennells, R., & Herissone-Kelly, P. (2019). *Equitable Research Partnerships*. Springer. https://doi.org/10.1007/978-3-030-15745-6 stellt die Entwicklung des „Global Code of Conduct for Research in Resource-Poor

Settings“ (GCC) sowie des „San Code of Research Ethics“ dar. Der Kodex ist mittlerweile verbindlicher Referenzrahmen für EU-Förderprogramme und bietet einen moralisch fundierten Leitfaden zur Bekämpfung von Doppelstandards in der internationalen Forschung.

EU-Ebene

Die Europäische Kommission verfolgt mit dem „Global Approach to Research and Innovation“ eine Strategie für internationale Kooperationen, die Offenheit, Reziprozität und Werte wie akademische Freiheit und Menschenrechte betont: Communication from the Commission to the European Parliament, the Council, the European Economic and Social Committee and the Committee of the Regions on the Global Approach to Research and Innovation Europe's strategy for international cooperation in a changing world, (https://eur-lex.europa.eu/legal-content/EN/TXT/?uri=COM%3A2021%3A252%3AFIN) Mehr Information: https://research-and-innovation.ec.europa.eu/strategy/strategy-research-and-innovation/europe-world/international-cooperation/global-approach-research-and-innovation_en.

Am 23. Mai 2024 verabschiedete der Rat der EU Empfehlungen zur Verbesserung der Forschungssicherheit, die Prinzipien wie Verhältnismäßigkeit, Nichtdiskriminierung und den Schutz vor politischer Instrumentalisierung betonen: Council Recommendation on enhancing research security (https://www.consilium.europa.eu/en/documents/public-register/public-register-search/?DocumentNumber=9097%2F24).

Die Marseiller Erklärung und die Schlussfolgerungen des Rates vom Juni 2022 legen gemeinsame Werte für internationale Kooperationen fest, darunter wissenschaftliche Freiheit, Gleichstellung der Geschlechter und Schutz geistigen Eigentums: Council Conclusions on principles and values for international cooperation in research and innovation (https://www.consilium.europa.eu/media/56956/st10125-en22.pdf).

Deutschland

Der Projektträger des Deutschen Zentrums für Luft- und Raumfahrt (DLR-PT) stellt ein Handbuch „Due Diligence in Science“ zur Bewertung geplanter Kooperationen hinsichtlich strategischer, ethischer und sicherheitsrelevanter Aspekte zur Verfügung: https://www.safeguarding-science.eu/resources/guidelines/.

Auf derselben Plattform (www.safeguarding-science.eu) findet sich eine Sammlung von 26 internationalen Richtlinien und Checklisten zur Bewertung von Risiken in internationalen Kooperationen.

Literatur

Busisiwe, N., Seeley, J., Strode, A., & Parker, M. (2023). Beyond translations, perspectives for researchers to consider to enhance comprehension during consent processes for health research in sub-saharan Africa: a scoping review. *BMC Medical Ethics*, *24*(1), 43. https://doi.org/10.1186/s12910-023-00920-1

Horta, H. (2022). Trust and incentives in academic research and the position of universities within innovation systems. *Higher Education*, *84*(6), 1343–1363. https://doi.org/10.1007/s10734-022-00954-1

Kaiser, A. (2024). *Einführung in die Wissenschaftsfreiheit in der Volksrepublik China*. FAU University Press. https://doi.org/10.25593/978-3-96147-725-8

Kawashima, S. (2019). China releases professor, but travel concerns persist. *The Diplomat,* December 02, 2019. https://thediplomat.com/2019/12/china-releases-professor-but-travel-concerns-persist/

Kennedy, S. (2024). *U.S.-China Scholarly Recoupling – Advancing Mutual Understanding in an Era of Intense Rivalry*. Center for Strategic and International Studies.

Kulicke, M. (2023). Internationale Praxis im Umgang mit IP-basierten Ausgründungen aus Wissenschaftseinrichtungen und Vergleich mit der Situation in Deutschland, Fraunhofer-Institut für System- und Innovationsforschung ISI, Karlsruhe. https://www.stifterverband.org/sites/default/files/2023-11/internationale_praxis_im_umgang_mit_ip_ausgruendungen.pdf

Lajeunesse-Trempe, F., Piché, M.-È., Kaduka, L., Lopez y Taylor, J. R., & Sagastume, R. C. (2025). Moving from helicopter research to proximity research and capacity building. *Trends in Endocrinology & Metabolism*, *36*(3), 193–195. https://doi.org/10.1016/j.tem.2024.08.011

Li, H., Yuan, Y. C., Bazarova, N. N., & Bell, B. S. (2019). Talk and Let Talk: The Effects of Language Proficiency on Speaking Up and Competence Perceptions in Multinational Teams. *Group & Organization Management*, *44*(5), 953–989. https://doi.org/10.1177/1059601118756734

Schroeder, D., Chatfield, K., Muthuswamy, V., & Kumar, N. K. (2021). Ethics Dumping – How not to do research in resource-poor settings. *Journal of Academics Stand Against Poverty*, *1*(1), 32–55. https://doi.org/10.5281/zenodo.8089799

Seligsohn, D. (2024). Approaches to Climate Change Research in China. In S. Kennedy (Ed.), *U.S.-China Scholarly Recoupling – Advancing Mutual Understanding in an Era of Intense Rivalry*. Center for Strategic and International Studies.

Teil II

Ziele der Forschung und ihre ethische Bewertung

Die Hochrangigkeit von Forschungszielen

3

Inhaltsverzeichnis

3.1 Hintergrund

Die Forschung an menschlichen embryonalen Stammzellen (hES-Zellen) war und ist in vielen Ländern ein hochkontroverses Thema (s. Kap. 7). Nach einer langen und intensiven Debatte hat man sich in Deutschland dazu entschlossen, die „Einfuhr und die Verwendung embryonaler Stammzellen grundsätzlich zu verbieten" (§ 1 Nr. 1 StZG). Allerdings sieht das „Gesetz zur Sicherstellung des Embryonenschutzes im Zusammenhang mit Einfuhr und Verwendung menschlicher embryonaler Stammzellen" – oder kurz: „Stammzellgesetz" (StZG) – in § 5 Ausnahmen vor:

> „Forschungsarbeiten an embryonalen Stammzellen dürfen nur durchgeführt werden, wenn wissenschaftlich begründet dargelegt ist, dass
>
> 1. sie hochrangigen Forschungszielen für den wissenschaftlichen Erkenntnisgewinn im Rahmen der Grundlagenforschung oder für die Erweiterung medizinischer Kenntnisse bei der Entwicklung diagnostischer, präventiver oder therapeutischer Verfahren zur Anwendung bei Menschen dienen und
> 2. nach dem anerkannten Stand von Wissenschaft und Technik
>   a) die im Forschungsvorhaben vorgesehenen Fragestellungen so weit wie möglich bereits in In-vitro-Modellen mit tierischen Zellen oder in Tierversuchen vorgeklärt worden sind und
>   b) der mit dem Forschungsvorhaben angestrebte wissenschaftliche Erkenntnisgewinn sich voraussichtlich nur mit embryonalen Stammzellen erreichen lässt." (§ 5 StZG)

J.-H. Heinrichs, B. Heinrichs, *Verantwortungsvolle Forschung*,
https://doi.org/10.1007/978-3-662-72839-0_3

Das Gesetz unterscheidet also zwischen unterschiedlichen Forschungszielen, nämlich solchen, die *hochrangig* sind, und solchen, die es nicht sind. Offenbar handelt es sich bei dieser Unterscheidung um eine ethische oder zumindest doch um eine ethisch relevante Unterscheidung. Denn eine Handlungsweise, die grundsätzlich als illegitim eingestuft wird – die Forschung mit hES-Zellen –, soll legitim sein, wenn sie in die eine der beiden Kategorien fällt. Die Hochrangigkeit hat mithin einen rechtfertigenden Charakter: Im Rahmen von Abwägungsprozessen bringt sie ein besonderes Gewicht auf die Waagschale, die sich dann zugunsten der Durchführung von Forschung neigen kann, die ansonsten als ethisch problematisch gelten würde. Diese Logik hat grundsätzlich nichts Verdächtiges. Es kommt oft vor, dass wir Handlungsweisen für problematisch erachten, ein triftiger Grund die ethischen Bedenken aber ausräumen oder zumindest überwiegen kann. Ethisch bedenklich ist es, wenn diese Logik ins Extreme getrieben wird, wenn ein Zweck also alle Mittel heiligen soll. Das ist mit der Logik der Hochrangigkeit aber keineswegs impliziert. Sie beschreibt vielmehr einen Abwägungsprozess, in dem sorgfältig geprüft werden muss, ob ethische Bedenken zurückstehen können oder nicht.

Diese Frage stellt sich nicht nur für den Spezialfall der Forschung mit hES-Zellen, sondern in vielen Bereichen der Forschung. Allerdings muss dazu geklärt werden, ob bzw. wie sich Hochrangigkeit konkret fassen lässt. Dabei gilt es zu berücksichtigen, dass der Wissenschaftsfreiheit in zahlreichen Gegenwartsgesellschaften eine sehr große Bedeutung zukommt und diese der inhaltlichen Einflussnahme auf die Auswahl von Forschungszielen enge Grenzen setzt, insbesondere dann, wenn eine solche Einflussnahme durch wissenschaftsexterne Instanzen erfolgt. Man kann das Problem der Hochrangigkeit zugespitzt auf die Frage bringen: Wo verlaufen die Grenzen der Forschungsfreiheit und durch welche rechtfertigenden Gründe können diese im Einzelfall ausgeweitet werden?

3.2 Konkretisierung des Kriteriums der Hochrangigkeit im Rahmen des StZG

In juristischen Kommentaren zum StZG wird darauf hingewiesen, dass der Begriff der Hochrangigkeit ein unbestimmter Rechtsbegriff sei, der der Auslegung bedürfe (Jeong, 2005, S. 174–179). Solche unbestimmten Begriffe haben den Vorteil, dass sie eine kontinuierliche Anpassung und Fortentwicklung erlauben. Bemerkenswert ist allerdings, dass es keine anderen deutschen Gesetze gibt, in denen der Begriff verwendet wird, und daher die Auslegung des StZG nicht auf etablierte Interpretationen zurückgreifen kann (Jeong, 2005, S. 174–175; Röger, 2003, S. 314–315). Eine Auslegung ist vor dem Hintergrund des Ziels des Gesetzes – der Schutz menschlicher Embryonen – aber dennoch möglich: Hochrangigkeit bedeutet hier, dass die notwendige Zerstörung menschlicher Embryonen bei der Auswahl eines konkreten Forschungsziels eingehend berücksichtigt wurde (Röger, 2003, S. 327). Hilfreich kann zudem sein, sich die begriffslogische Struktur von ‚Hochrangigkeit' näher anzusehen:

> „Formal stellt der Terminus ‚hochrangig' einen 3-stelligen Prädikator dar: Gemeint ist damit (1.) die Qualität eines Sachverhalts, und zwar in Bezug auf (2.) eine Zwecksetzung, und dies (3.) auf der Grundlage der Bewertung einer Zielsetzung". (Beckmann, 2008, S. 955)

Als Zwecksetzung sieht das StZG die „Grundlagenforschung oder [...] die Erweiterung medizinischer Kenntnisse bei der Entwicklung diagnostischer, präventiver oder therapeutischer Verfahren zur Anwendung bei Menschen" und als Zielsetzung „den wissenschaftlichen Erkenntnisgewinn" vor (§ 5 Nr. 1 StZG). Beckmann mahnt vor diesem Hintergrund eine Art ganzheitliche Betrachtung an. Er weist darauf hin, dass die Verwendung des Begriffs ‚hochrangig' eine gemeinsame Betrachtung von Sachverhalt, Zweck und Zielsetzung erfordert (Beckmann, 2008, S. 955). Auch wenn diese analytisch unterscheidbar seien, dürften sie bei der Bewertung nicht isoliert voneinander betrachtet werden. Die Einschätzung der Hochrangigkeit hänge nämlich unmittelbar mit der Zielorientierung der vorgeschlagenen Forschungsprotokolle zusammen.

Im Kontext des StZG fordert der Begriff der Hochrangigkeit also dazu auf, einerseits anzuerkennen, dass die Zerstörung menschlicher Embryonen ethisch problematisch ist; andererseits weist er aber darauf hin, dass es andere wichtige Güter gibt, insbesondere die Verbesserung der Lebenssituation von schwerkranken Menschen. Verlangt wird eine sorgfältige Abwägung zwischen diesen Gütern. Konkrete und verbindliche inhaltliche Vorgaben lassen sich aus dem Begriff der Hochrangigkeit allerdings nicht ableiten.

3.3 Übertragbarkeit auf andere Forschungsbereiche

In vielen Forschungsbereichen stellen sich keine derart tiefgreifenden Fragen wie die, ob die Zerstörung menschlicher Embryonen zur Erreichung bestimmter Forschungsziele gerechtfertigt ist. Zu Abwägungsfragen kann es aber dennoch kommen. Dies ist beispielsweise regelmäßig der Fall, wenn menschliche Proband*innen zu Forschungszwecken rekrutiert werden (s. Kap. 6). Grenzen werden hier durch ethische Anforderungen gezogen, etwa dadurch, dass in der Regel eine informierte Einwilligung erforderlich ist, sowie dadurch, dass ein bestimmtes Maß an Risiken für die Proband*innen nicht überschritten werden darf. Im Einzelfall kann davon aber abgewichen werden, etwa, wenn im Bereich der Notfallmedizin-Forschung eine informierte Einwilligung zunächst nicht eingeholt werden kann. In solchen und ähnlichen Fällen müssen Forschende zum einen darlegen, dass es keine Alternative zum vorgeschlagenen Vorgehen gibt. Zum anderen müssen sie aber auch erläutern, dass die zu erwartenden Ergebnisse so wichtig sind, dass sie ein Abweichen von Standardprozeduren rechtfertigen.

Dies gilt in ähnlicher Weise, wenn Tiere in der Forschung verwendet werden sollen (s. Kap. 8). Auch in diesem Bereich gibt es vielfältige Regeln, die der Forschung klare Grenzen setzen. Wiederum kann es sein, dass von diesen Regeln abgewichen werden darf, wenn erstens schlüssig dargelegt wird, dass dies zum Erreichen eines

Ziels unerlässlich ist, und zweitens das anvisierte Ziel so bedeutsam ist, dass eine Ausnahme gerechtfertigt erscheint.

Vonseiten der Forschenden würde man sich womöglich wünschen, es gäbe klarere Kriterien, mit deren Hilfe sich prüfen ließe, ob ein Forschungsziel tatsächlich hochrangig ist und den Einsatz besonderer Mittel rechtfertigt. Dies ist aber nicht der Fall. Es handelt sich vielmehr um einen Prüfungs- und Rechtfertigungsauftrag, den nur Forschende selbst vollziehen können. Der Begriff der Hochrangigkeit markiert mithin kein feststehendes inhaltliches Kriterium oder eine Menge solcher Kriterien, sondern vielmehr den Auftrag zur gewissenhaften Prüfung selbst. Grenzen werden der Wissenschaftsfreiheit also allein durch ethische Vorgaben gesetzt. Mit dem Begriff der Hochrangigkeit wird anerkannt, dass diese Grenzen nicht starr sind, sondern im Einzelfall ausgeweitet werden können. Voraussetzung dafür ist zum einen, dass es keine anderen Möglichkeiten gibt, ein Ziel zu erreichen (Alternativlosigkeit), und zum anderen der Nachweis, dass das Ziel selbst ein hochstehendes moralisches Gut wie beispielsweise Gesundheit darstellt (Hochrangigkeit). Diesen Nachweis müssen Forschende erbringen und in der Regel im Rahmen einer akademischen Selbstkontrolle vor Ethikkommissionen darlegen.

Zitierte Dokumente und Gesetze

Gesetz zur Sicherstellung des Embryonenschutzes im Zusammenhang mit Einfuhr und Verwendung menschlicher embryonaler Stammzellen (Stammzellgesetz – StZG). https://www.gesetze-im-internet.de/stzg/

Literatur

Beckmann, J. P. (2008). Die Kriterien der Hochrangigkeit, der hinreichenden Vorklärung und der „Alternativlosigkeit“ nach § 5 Stammzellgesetz aus ethischer Sicht. *Bundesgesundheitsbl. 51*, 954–960. https://doi.org/10.1007/s00103-008-0621-7

Jeong, M.-S. (2005). *Verfassungs- und europarechtliche Probleme im Stammzellgesetz (StZG)*. Berliner Wissenschafts-Verlag.

Röger, R. (2003). Hochrangigkeit, Alternativlosigkeit und ethische Vertretbarkeit der Forschung mit humanen embryonalen Stammzellen aus verfassungsrechtlicher Sicht. *Jahrbuch für Wissenschaft und Ethik, 8*, 313–333.

Grundlagenforschung und Anwendungsforschung

4

Inhaltsverzeichnis

4.1 Hintergrund

Seit ihrer Gründung im Jahr 1960 interessierte sich die *Organisation for Economic Co-operation and Development* (OECD) u. a. für die Höhe der Mittel, die Länder für Forschung und Entwicklung aufwenden. Die Organisation musste aber feststellen, dass verlässliche Zahlen schwer zu ermitteln waren, da die meisten Länder wenig Aufwand betrieben, diese zu erheben (OECD, 1963, S. 5).

Eine Ad-hoc-Gruppe beschloss im Februar 1962 daher, eine Konferenz über die technischen Probleme der Forschungs- und Entwicklungsmessung einzuberufen. Der britische Wirtschaftswissenschaftler Christopher Freeman wurde beauftragt, zur Vorbereitung einen Entwurf zu erarbeiten, der unter den Mitgliedsstaaten zirkuliert wurde. Dieser Entwurf wurde auf einer Tagung in Frascati, Italien, vom 17. bis 21. Juni 1963 diskutiert, überarbeitet und schließlich einstimmig angenommen (OECD, 1963, S. 6). Im sogenannten „Frascati Manual" ist seither die Methodik für die Erhebung von Statistiken über Forschung und Entwicklung festgelegt. Im Jahr 2015 legte die OECD die siebte Auflage des „Frascati Manual" vor (OECD, 2015).

Bereits in der Fassung des „Frasacti Manual" von 1963 finden sich die drei Kategorien „basic research, applied research and development work" (OECD, 1963, S. 21). In späteren Auflagen wurden sie fortgeführt und genauer erläutert. In der aktuellen Ausgabe heißt es:

J.-H. Heinrichs, B. Heinrichs, *Verantwortungsvolle Forschung*,
https://doi.org/10.1007/978-3-662-72839-0_4

> „The term R&D covers three types of activity: basic research, applied research and experimental development. *Basic research* is experimental or theoretical work undertaken primarily to acquire new knowledge of the underlying foundation of phenomena and observable facts, without any particular application or use in view. *Applied research* is original investigation undertaken in order to acquire new knowledge. It is, however, directed primarily towards a specific, practical aim or objective. *Experimental development* is systematic work, drawing on knowledge gained from research and practical experience and producing additional knowledge, which is directed to producing new products or processes or to improving existing products or processes. This manual follows the SNA convention in which ‚product' refers to a good or a service. Further, throughout the manual, ‚process' refers to the transformation of inputs to outputs and to their delivery or to organisational structures or practices". (OECD 2015, S. 29)

Tatsächlich ist die Differenzierung unterschiedlicher Arten von Forschung aber sehr viel älter, wie etwa Benoît Godin (2003) oder Nils Roll-Hansen (2017) dargelegt haben. Godin verweist auf die in der antiken Philosophie gebräuchliche Trennung von Theorie und Praxis (Godin, 2003, S. 59) und führt weiter aus, dass sich die Verwendung des Begriffs ‚pure research' offenbar erstmals im Jahr 1648 nachweisen lässt. Roll-Hansen bemerkt, dass es Samuel Taylor Coleridge gewesen sei, der in einer Publikation aus dem Jahr 1817 „applied science" als Übersetzung für „angewandte Wissenschaft" ins Englische eingeführt habe (Roll-Hansen, 2017, S. 540).

Allerdings ist der Ansatz, verschiedene Arten von Forschung voneinander abzugrenzen, schon seit längerem erheblich unter Druck geraten (Reagan, 1967; Pielke und Byerly, 1998). Stattdessen sind alternative Zugänge vorgeschlagen worden, denen ein umfassenderes Verständnis von Forschung zugrunde liegen soll. Ausgehend von dem Befund, dass es große Veränderungen in der Art und Weise gebe, wie Wissen produziert wird, haben Gibbons et al. die einflussreiche Unterscheidung von „Mode 1" und „Mode 2" vorgeschlagen (Gibbons et al., 1994, S. vii). Ihrem Verständnis nach unterscheidet sich „Mode 2" fundamental von „Mode 1" und ist u. a. dadurch charakterisiert, dass Forschung dieser Art in einem multidisziplinären Anwendungskontext erfolgt. Außerdem zeichnet sie sich durch nicht-hierarchische und heterogene Organisationsformen aus, die überwiegend nicht in Universitäten verortet sind. Des Weiteren ist für „Modus 2"-Forschung typisch, dass es eine enge Interaktion zwischen vielen Akteur*innen während des gesamten Prozesses der Wissensproduktion gibt. Schließlich wird in „Modus 2"-Forschung eine breitere Palette von Kriterien zur Qualitätskontrolle herangezogen (Gibbons et al., 1994, S. vii).

Allerdings weist nicht nur die Beibehaltung der alten Kategorien im Frascati Manual der OECD darauf hin, dass sich neue Ansätze nur bedingt durchsetzen konnten. Verteidiger*innen der alten Kategorien argumentieren, dass die Kritik an der Unterscheidung von reiner und angewandter Wissenschaft oftmals auf einem Missverständnis oder einer falschen Zuspitzung beruhe. Gleichzeitig machen sie geltend, dass Unterscheidungen wie die zwischen „Mode 1" und „Mode 2" ihrerseits problematisch sind (Roll-Hansen, 2017, S. 547–550) und zudem nicht mit empirischen Befunden übereinstimmen (Bentley et al., 2015).

4.2 Bedeutung für die Forschungsethik

Die kategorialen Unterscheidungen von Forschung in einen reinen und einen angewandten Teil wurden bereits im 19. und frühen 20. Jahrhundert verwendet, um forschungspolitische Debatten zu führen (Godin, 2003, S. 59–62; Roll-Hansen, 2017, S. 539–544). Im Zentrum standen dabei u. a. organisatorische und finanzielle Fragen, aber auch Fragen der Werthaftigkeit bzw. der Wertneutralität von Forschung. Aus diesem Grund hat die Einteilung von Forschung eine forschungsethische Dimension.

Es liegt womöglich nahe, Grundlagenforschung als eher wertfrei einzuschätzen, während angewandte Forschung durch die Nähe zu konkreten Anwendungen stärker wertbeladen erscheint. Gleichzeitig könnte die Relevanz von angewandter Forschung grundsätzlich höher eingeschätzt werden als die von Grundlagenforschung, was ihre Legitimität womöglich erhöhen würde oder zumindest einen größeren Nutzen für die Gesellschaft zu versprechen scheint und damit die Aufwendung von Ressourcen eher rechtfertigen könnte.

Einfache Zuordnungen dieser Art greifen indes zu kurz. Weder Grundlagenforschung noch angewandte Forschung haben *per se* eine höhere Legitimität oder sind von vornherein wertbeladener als die jeweils andere. Richtig ist vielmehr, dass beide Arten von Forschung aufs Engste miteinander verbunden sind, wobei sich dennoch Unterschiede markieren lassen, etwa was die Erfolgskriterien und die sozialen Rollen der Beteiligten angeht. Grundlagenforschung ist erfolgreich, wenn sie neue Phänomene oder bislang unbekannte Zusammenhänge entdeckt. Angewandte Forschung hingegen ist erfolgreich, wenn sie Lösungen für praktische Probleme findet. Außerdem ist die Grundlagenforschung ihrem Selbstverständnis nach primär der Wissenschaft selbst verpflichtet, während angewandte Forschung häufig durch einen (öffentlichen oder privaten) Auftraggeber initiiert und finanziert und diesem verpflichtet ist (Roll-Hansen, 2017, S. 537). Für die Forschungsethik bedeutet dies, dass es keine Hierarchie zwischen Grundlagenforschung einerseits und angewandter Forschung andererseits gibt. Es bedeutet aber auch, dass bei einer ethischen Bewertung von Forschungsprojekten die jeweilige Ausrichtung mitberücksichtigt werden sollte.

Technology readiness levels

Eine etwas andere Art der Klassifizierung von Forschung entstammt ursprünglich der Weltraumforschung. Die NASA-Forscher Stanley R. Sadin, Frederick P. Povinelli und Robert Rosen schlugen in einem Beitrag (1989) das Konzept der „readiness levels" vor. Sie unterscheiden insgesamt sieben solcher Technologiereifegrade, nämlich:

Level 1 – Basic Principles Observed and Reported
Level 2 – Potential Application Validated
Level 3 – Proof-of-Concept Demonstrated, Analytically And/or Experimentally

Level 4 – Component and/or Breadboard Laboratory Validated
Level 5 – Component and/or Breadboard Validated in Simulated or Realspace Environment
Level 6 – System Adequacy Validated in Simulated Environment
Level 7 – System Adequacy Validated in Space. (Sadin et al., 1989, S. 74)

Dieses Schema könne an die Stelle der etablierten, aber vagen Unterscheidung von „basic research, feasibility, development and demonstration" treten und stelle der NASA und ihren Partner*innen eine genauere Beschreibung der Tiefe zur Verfügung, mit der ein Forschungs- und Technologieprogramm verfolgt werden soll (Sadin et al., 1989, S. 74). Letztlich ging es also um die Optimierung der Kommunikation im Forschungs- und Entwicklungsprozess. Später wurde das Schema um zwei weitere Stufen erweitert, nämlich „Level 8 – Actual system completed and ‚flight qualified' through test and demonstration (ground or space)" und „Level 9 – Actual system ‚flight proven' through successful mission operations" (Héder, 2017).

Die Rede von „technology readiness levels" hat die engen Grenzen der Weltraumforschung längst verlassen. Die Europäische Kommission verwendet beispielsweise eine angepasste Fassung der Terminologie im Anhang zum Förderprogramm Horizon 2020 (European Commission, 2013, Annex G). Diese Übernahme ist teilweise auf Kritik gestoßen. Héder (2017) hat zum einen angemerkt, dass mit der Entfernung des Schemas vom ursprünglichen Kontext der Weltraumforschung seine Konkretheit und Differenziertheit abnehme. Zum anderen sei der Anwendungskontext bei der EU ein anderer als bei der NASA, was zu Problemen führe.

Ungeachtet dieser Kritik kann das Schema der „technology readiness levels" helfen, Etappen im Forschungs- und Entwicklungsprozess zu identifizieren und voneinander abzugrenzen. Dies kann insbesondere mit Blick auf forschungsethische Fragen im Kontext von Dual Use (s. Kap. 5) hilfreich sein. Denn Technologien mit einem hohen Technologieentwicklungsgrad können in der Regel direkter missbräuchlich verwendet werden als Ergebnisse der Grundlagenforschung. Dennoch handelt es sich nur um einen Parameter neben anderen, die bei einer forschungsethischen Bewertung in Rechnung gestellt werden sollten.

Zitierte Dokumente und Gesetze

European Commission. (2013). HORIZON 2020 WORK PROGRAMME 2014 – 2015 18. General Annexes. https://www.h2020.md/sites/h2020/files/1595112-18._general_annexes_wp2014-2015_rev1_en.pdf

OECD. (1963). Frascati Manual 1963: Proposed Standard Practice for Surveys of Research and Development: The Measurement of Scientific and Technological Activities. OECD Publishing, Paris. https://doi.org/10.1787/a9f6ca4b-en

OECD. (2015). Frascati Manual 2015: Guidelines for Collecting and Reporting Data on Research and Experimental Development, The Measurement of Scientific, Technological and Innovation Activities. OECD Publishing, Paris. https://doi.org/10.1787/9789264239012-en

Literatur

Bentley, P.J., Gulbrandsen, M., & Kyvik, S. (2015). The relationship between basic and applied research in universities. *High Educ, 70*, 689–709. https://doi.org/10.1007/s10734-015-9861-2.

Gibbons, M., Limoges, C., Nowotny, H., Schwartzman, S., Scott, P., & Trow, M. (1994). *The new production of knowledge: The dynamics of science and research in contemporary societies*. Sage.

Godin, B. (2003). Measuring Science: is there "Basic Research" without Statistics? *Social Science Information, 42*(1), 57–90. https://doi.org/10.1177/0539018403042001795

Héder, M. (2017). From NASA to EU: the evolution of the TRL scale in Public Sector Innovation. *The Innovation Journal: The Public Sector Innovation Journal, 22*(2), article 3.

Pielke, R. A., & Byerly, R. (1998). Beyond Basic and Applied. *Physics Today, 51*(2): 42–46. https://doi.org/10.1063/1.882141

Reagan, M. D. (1967). Basic and Applied Research: A Meaningful Distinction? *Science, 155*,1383–1386. https://doi.org/10.1126/science.155.3768.1383

Roll-Hansen, N. (2017). A Historical Perspective on the Distinction Between Basic and Applied Science. *J Gen Philos Sci, 48*, 535–551. https://doi.org/10.1007/s10838-017-9362-3

Sadin, S. R., Povinelli, F. P., & Rosen, Rt. (1989). The NASA technology push towards future space mission systems. *Acta Astronautica, 20*, 73–77.

Dual-Use-Problematik

5

Inhaltsverzeichnis

5.1 Hintergrund

Der Traum vom Fliegen hat Wissenschaftler*innen und Erfinder*innen über Jahrhunderte beflügelt und Anlass zu geradezu schwärmerischen Einlassungen gegeben. Otto Lilienthal schreibt ungefähr im Januar 1894 an Moritz von Egidy:

> „Auch ich habe mir die Beschaffung eines Kulturelementes zur Lebensaufgabe gemacht, welches Länder verbindend und Völker versöhnend wirken soll. […]
>
> Der freie, unbeschränkte Flug des Menschen, für dessen Verwirklichung jetzt zahlreiche Techniker in allen Kulturstaaten ihr Bestes einsetzen, kann hierin Wandel schaffen und würde von tief einschneidender Wirkung auf alle unsere Zustände sein.
>
> Die Grenzen der Länder würden Ihre Bedeutung verlieren, weil sie sich nicht mehr absperren lassen; die Unterschiede der Sprachen würden mit der zunehmenden Beweglichkeit der Menschen sich verwischen. Die Landesverteidigung, weil zur Unmöglichkeit geworden, würde aufhören, die besten Kräfte der Staaten zu verschlingen, und das zwingende Bedürfnis, die Streitigkeiten der Nationen auf andere Weise zu schlichten als den blutigen Kämpfen um die imaginär gewordenen Grenzen, würde uns den ewigen Frieden verschaffen". (Lilienthal, 1894)

Lilienthal hätte am Beispiel der militärischen Verwendung von Heißluftballons ahnen können, dass die Fluggeräte, an denen er arbeitete, nicht nur zur Völkerver-

J.-H. Heinrichs, B. Heinrichs, *Verantwortungsvolle Forschung*,
https://doi.org/10.1007/978-3-662-72839-0_5

ständigung beitragen würden. Die volle Realität der militärischen Nutzbarkeit wurde – mit Luftaufklärung, bewaffneten Jagdflugzeugen und schließlich Bombern – in den ersten Jahren des Ersten Weltkrieges, also nur 20 Jahre nach Lilienthals Brief, offenbar.

Flugzeuge dürften zu den bedeutungsvollsten Dual-Use-Technologien des 20. Jahrhunderts zählen. Die Nachfolgegeschichte im 21. Jahrhundert ähnelt der optimistischen Darstellung Lilienthals, auch wenn sie die explizite Abgrenzung zur militärischen Verwendung ähnlicher Technologien sucht. So schreibt Chris Anderson in einem Artikel in der Zeitschrift *Wired* aus dem Jahr 2012:

> „It's safe to say that drones are the first technology in history where the toy industry and hobbyists are beating the military-industrial complex at its own game.
>
> Look up into America's skies today and you might just see one of these drones: small, fully autonomous, and dirt-cheap. […] These personal drones can do everything that military drones can, aside from blow up stuff". (Anderson, 2012)

Die Realität des russischen Angriffskriegs in der Ukraine zeigt, wie sehr gerade die kleinen Hobby-Drohnen sehr wohl in der Lage sind, „to blow up stuff", d. h. Sprengsätze zu transportieren und einzusetzen.

5.2 Forschungspraktische Herausforderungen

Wie am Beispiel der Fluggeräte vom Heißluftballon bis zur Quadcopter-Kleindrohne ersichtlich füllen die Ergebnisse wissenschaftlicher Forschung nicht nur den Wissensschatz der Menschheit oder regen nützliche Produkte zur Bewältigung des menschlichen Alltags an. Sie resultieren auch in weitaus kontroverseren Anwendungen, darunter Mitteln für bewaffnete Auseinandersetzungen aller Art. Und oft war die jeweilige Forschung zunächst nicht darauf ausgerichtet, Militärtechnologie zu schaffen, sondern an ganz anderen Erkenntnissen und Produkten interessiert.

Wenn Forschungsergebnisse in ganz unterschiedlichen Kontexten Verwendung finden können, dann spricht man von „Dual Use", also zweifachem Gebrauch oder Nutzen. Damit ist in der forschungsethischen Diskussion aber nicht *irgendeine* Dopplung von Verwendungskontexten wie Raumfahrt und Bratpfannen gemeint. Vielmehr wird der Begriff für spezielle Konstellationen verwendet, in denen ein Verwendungskontext weitgehend unproblematisch ist, ein anderer aber Bedenken aufwirft (Miller und Selgelid, 2007). Diese Bedenken resultieren meist daraus, dass der zweite Verwendungskontext Risiken für die individuelle und gesellschaftliche Sicherheit generiert. Dazu zählt insbesondere die Entwicklung waffenfähiger Technologien, die in den falschen Händen zu einer Gefahr für die Gesellschaft werden können. Dazu gehören aber auch andere Technologien, die die Aufrechterhaltung gesellschaftlicher Sicherheit erschweren können, beispielsweise Verteidigungsmittel und Verschlüsselungstechnologien, die die Arbeit von Sicherheitskräften behindern oder verkomplizieren können. In der Diskussion der Forschungsethik gibt es eine Vielzahl von Dual-Use-Entgegensetzungen, darunter insbesondere jene zwischen militärischen und zivilen, kriegerischen und friedlichen, illegitimen und legitimen oder – besonders breit und vage – zwischen schädlichen und nützlichen Verwendungsweisen (vgl. Rath et al., 2014).

Für den gegenwärtigen Kontext wird die Verwendungsweise des *Gemeinsamen Ausschusses zum Umgang mit sicherheitsrelevanter Forschung (GA) der Nationalen Akademie der Wissenschaften Leopoldina und der Deutschen Forschungsgemeinschaft* übernommen, der von Dual Use dann spricht, wenn bei Forschungsprojekten „die Möglichkeit besteht, dass sie Wissen, Produkte oder Technologien hervorbringen, die unmittelbar von Dritten missbraucht werden können, um Menschenwürde, Leben, Gesundheit, Freiheit, Eigentum, Umwelt oder ein friedliches Zusammenleben erheblich zu schädigen (sog. besorgniserregende sicherheitsrelevante Forschung – Dual-Use Research of Concern)" (Nationale Akademie der Wissenschaften Leopoldina & Deutsche Forschungsgemeinschaft, 2022, S. 10). Der *Gemeinsame Ausschuss zum Umgang mit sicherheitsrelevanter Forschung* wurde 2014 von der Nationalen Akademie der Wissenschaften Leopoldina und der Deutschen Forschungsgemeinschaft gegründet – als direkte Reaktion auf die kontroversen Diskussionen um Gain-of-Function-Virenforschungsergebnisse aus dem Jahr 2012 (Herfst et al., 2012; Imai et al., 2012), bei denen Influenzaviren genetisch so verändert wurden, dass sie ansteckender wurden. Diese Experimente hatten weltweit Bedenken hinsichtlich biosicherheitsrelevanter Risiken, sogenannter Bio-Security- und Dual-Use-Potenziale ausgelöst.

Das Bedenken, das den Grund dafür gibt, Dual Use überhaupt als ethisch und potenziell regulatorisch relevante Kategorie anzusehen, kann einerseits dergestalt sein, dass man die Entwicklung entsprechenden Wissens sowie von Produkten oder Technologien grundsätzlich verhindern oder nicht daran beteiligt sein möchte. Es kann andererseits auch in der Form auftreten, dass man lediglich die (absichtliche oder unabsichtliche) Weitergabe an bestimmte Akteur*innen vermeiden möchte.

Dual-Use-Forschung stellt Forschende und die Gesellschaft deshalb vor ethische Herausforderungen, weil ähnlich wichtige Prinzipien zugleich für und gegen Einschränkungen der jeweiligen Forschungsprojekte sprechen. Zunächst legt die Forschungsfreiheit es nahe, dass Forschende ihre Themen selbst wählen, ohne dass ihnen Forschungsprojekte – etwa solche mit potenziellem Dual Use – aufgedrängt oder untersagt werden. Auf der anderen Seite bergen einige potenzielle Ergebnisse von Forschungen so große Gefahren für die *Sicherheit*, dass es besser sein könnte, entsprechende Projekte würden gar nicht erst verfolgt. Jüngst haben Expert*innen aus der wissenschaftlichen Gemeinschaft die Entwicklung des sogenannten *mirror life* (Leben, das auf Molekülen mit entgegengesetzter Chiralität zu allen bekannten Lebensformen basiert) für solch eine Forschungsrichtung erklärt (Adamala et al., 2024).

Zudem legt der mögliche zivile oder friedliche *Nutzen* eines Forschungsprojekts es nahe, dieses nicht nur ohne Einschränkungen zu verfolgen, sondern seine Ergebnisse auch auf den üblichen Wegen der wissenschaftlichen Publikation und der Produktentwicklung zu verbreiten. Demgegenüber gibt der mögliche *Schaden* bei militärischer oder kriegerischer Verwendung durch bestimmte Akteur*innen Anlass dazu, die Forschung und Entwicklung innerhalb der im militärischen oder

Sicherheitskontext gängigen Einschränkungen der Kooperation, der Veröffentlichung und Marktverbreitung zu gestalten.

5.3 Lösungsansätze

Prinzipien

Wie erwähnt ist bei der ethischen Bewertung von Forschungsprojekten mit Dual-Use-Potenzial ein potenzieller Schaden abzuwägen gegen einerseits die Wissenschaftsfreiheit und andererseits den potenziellen Nutzen der jeweiligen Forschungsprojekte. Im Gegensatz zu weiten Teilen der Forschungsethik und deren Verwendung des Nichtschadensprinzips geht es hier nicht um die Abwägung von Schäden, die im oder durch den Forschungsprozess generiert werden, sondern um mögliche Folgen der Verwendung der jeweiligen Forschungsergebnisse. Allerdings schließen beide Effekte – Schäden im Forschungsprozess und Schäden durch die Verwendung der Forschungsergebnisse – einander nicht aus.

Darüber hinaus liegen der modernen Kriegsführung einige Prinzipien zugrunde, die Forschungsprojekten mit kriegerisch einsetzbaren Ergebnissen Grenzen setzen können. Darunter zählen sowohl die Unterscheidung zwischen Kombattant*innen und Zivilist*innen, die Proportionalität des Waffeneinsatzes als auch eine Vielzahl von Einschränkungen der Art von zulässigen Waffen. Die meisten dieser Einschränkungen resultieren ebenfalls aus dem Bemühen, die Zahl der Betroffenen zu begrenzen sowie Art und Umfang des Schadens militärischer Auseinandersetzungen einzudämmen.

Verfahren

Welche Verfahren im Umgang mit Dual-Use-Möglichkeiten verwendet werden, hängt von einer Vielzahl von Kontextfaktoren ab. Der wichtigste ist wahrscheinlich – in *normativer* wie in *faktischer* Hinsicht – die gesellschaftliche Einbindung von Forschungsinstitutionen. In *normativer* Hinsicht ist dies deshalb der Fall, weil die Rechtfertigung einer jeweiligen Regierung und ihrer Politik einen direkten Einfluss darauf hat, ob und in welchem Maße es gerechtfertigt ist, ihr Mittel für ihr Handeln zur Verfügung zu stellen. In Staaten, die nach innen wie außen Rechtsstaatlichkeit und demokratische Legitimation missachten, scheint aus der Perspektive der – ihrem Wesen nach auf verallgemeinerbare Normen und Werte ausgerichteten – Ethik das gezielte Arbeiten von Forschenden an sicherheitsrelevanten Forschungsergebnissen problematischer zu sein als in gefestigten und friedlichen demokratischen Rechtsstaaten. Bei Letzteren kann man damit rechnen, dass sie die entsprechenden Forschungsergebnisse selbst nicht zu kriegerischen Zwecken missbrauchen und auch nicht an potenzielle Übeltäter weitergeben.

Zugleich scheinen Forschungsumfelder in unterschiedlichen Staaten und Staatsformen *faktisch* unterschiedliche Prinzipien zu verwenden, wobei tendenziell gerade autoritäre Systeme sehr viel stärker auf staatliche Kontrolle und Verpflichtung zur Kooperation mit staatlichen Stellen setzen als freiheitlichere Systeme, die die wissenschaftliche Selbstkontrolle betonen. Solche Unterschiede werden im Rahmen internationaler Kooperationen für Wissenschaftler*innen aller Nationen relevant (s. Kap. 2).

Gesellschaftliche Verortung beinhaltet aber nicht nur die Art der Gesellschaft, in die eine Forschungsinstitution oder Forschende eingebunden sind, sondern auch die Art der Einbindung selbst. Forschende und ihre Institutionen können in sehr unterschiedlichem Maße an sehr unterschiedliche gesellschaftliche Aufträge gebunden sein. Diese Bindung wird normalerweise in den Statuten von Forschungsorganisationen und den entsprechenden nationalen und regionalen Gesetzen geregelt und hat erheblichen Einfluss darauf, welche Prinzipien eine Institution im Umgang mit Dual-Use-Optionen verwenden kann und sollte. Eine Institution, die beispielsweise durch ein Landesgesetz auf rein zivile Forschung festgelegt ist, hat andere Optionen als eine, deren Wahl von Themen und Kooperationspartner*innen keiner Einschränkung unterliegt.

Konkreter gibt es grundsätzlich drei Strategien, mit Dual-Use-Optionen umzugehen. Die erste setzt auf strikte Regularien wie beispielsweise Zivil- oder Friedensklauseln, die zweite bevorzugt enge staatliche Begleitung und Kontrolle durch einschlägige Gremien, die dritte setzt auf die Selbstkontrolle der Wissenschaften.

Strikte Regularien: Zivil- und Friedensklauseln

In Deutschland hat sich nach dem Zweiten Weltkrieg und der Erfahrung der massenhaften Beteiligung des Wissenschaftssystems am NS-Regime eine Tradition sogenannter Zivil- und Friedensklauseln gebildet (vgl. Bornmüller, 2023; Nielebock et al., 2012), die jüngst, d. h. seit den 2020er-Jahren, massiver Kritik unterliegt. Zivil- und Friedensklauseln sind exemplarisch für strikte Regelungen zum Thema Dual Use. Sie sind in so unterschiedlichen Dokumenten geregelt wie Landeshochschulgesetzen, Gesellschafterverträgen, Satzungen und Senatsbeschlüssen. Auch inhaltlich gibt es eine große Bandbreite, wobei die wichtigsten Unterscheidungen die nach Zivil- versus Friedenklausel und nach inklusiver versus exklusiver Formulierung sein dürften. Die Ausdeutung der zentralen Begriffe ‚zivil' und ‚friedlich' wird durch Gegenbegriffspaare geleistet. Der typische Gegenbegriff zu ‚zivil' ist ‚militärisch', zu ‚friedlich' wird der Gegenbegriff normalerweise kontradiktorisch gebildet und lautet dann ‚nicht-friedlich', manchmal wird auch ‚kriegerisch' verwendet. Eine *exklusive* Zivilklausel legt beispielsweise eine Institution auf *ausschließlich* zivile Forschungszwecke oder -partner*innen fest, eine *inklusive* Friedensklausel darauf, *auch* friedliche Forschungszwecke oder -partner*innen einzubeziehen.

Sowohl Friedens- als auch Zivilklauseln dienen sowohl der Abwehr von Abhängigkeiten der Wissenschaftsorganisationen von militärischen Institutionen als auch der Verhinderung potenziellen Missbrauchs von Forschungsergebnissen.

Allerdings ist die Schwerpunktsetzung von Friedens- und Zivilklauseln dabei unterschiedlich.

Zivilklauseln sind primär darauf ausgerichtet, die Wissenschaft vor Einflüssen durch militärische oder militärnahe Partner abzuschotten. Sie verhindern finanzielle, personelle und kulturelle Verflechtungen von vornherein. Dadurch, dass Institutionen mit Zivilklauseln die Zwecke ihrer Forschung auf zivile Verwendbarkeit begrenzen, verhindern sie, dass nicht-zivile Institutionen in spezifischer Weise von ihren Forschungsaktivitäten profitieren. Das beinhaltet eine Vorkehrung gegen potenziellen Missbrauch, die in Kauf nimmt, dass bestimmte Formen von gesellschaftlichem Nutzen, nämlich militärischer Nutzen, nicht realisiert werden.

Friedensklauseln hingegen sind primär darauf ausgerichtet, Missbrauch von Forschung für Zwecke, denen die jeweilige Institution nicht beipflichtet – nämlich kriegerische Zwecke – zu verhindern. Institutionen mit Friedensklausel verfolgen deshalb nur wenige Zwecke, bei deren legitimer Verwendung militärische Partner*innen ein Monopol haben. Das hat zur Konsequenz, dass sie sich kaum auf Aktivitätsfelder begeben, auf denen sie von solchen Partner*innen abhängig wären. Auf diese Weise beinhaltet die Friedensklausel auch eine gemäßigte Form von Vorkehrung gegen Abhängigkeiten, ist in dieser Hinsicht aber viel permissiver als die Zivilklausel.

Staatliche Begleitung und Kontrolle

Eine in der Bundesrepublik Deutschland wegen der Gefahr überbordenden staatlichen Einflusses auf die Wissenschaft bislang nicht gewählte Option besteht darin, Forschung mit Dual-Use-Charakter direkt einer Form staatlicher Kontrolle zu unterwerfen. Exemplarisch für so eine Regelung ist die Einrichtung des „Council for the regulation of research with disease pathogens“ in Israel im Jahr 2008. Dieser Rat erteilt Forschungseinrichtungen die Genehmigung, überhaupt mit bestimmten biologischen Reagenzien zu arbeiten. Die konkreten Forschungsprojekte werden zusätzlich durch eine Kommission genehmigt, die engen staatlichen Regeln unterliegt (vgl. Lev, 2019).

Eine Mischform aus staatlicher Begleitung und wissenschaftlicher Selbstkontrolle (s.u.) findet sich in den USA implementiert. Dort hängt es von der Art der Institution ab, wer ein Forschungsprojekt auf sein Dual-Use-Potenzial untersucht. Die Untersuchungsschritte und die Konsequenzen sind jedoch ebenfalls gesetzlich reguliert (für Details vgl. Lev, 2019).

Wissenschaftliche Selbstkontrolle

Die dritte Option im Umgang orientiert sich an bereits bestehenden Verfahren des Umgangs mit ethisch aufmerksamkeitsbedürftiger Forschung, die durch die wissenschaftliche Gemeinschaft selbst umgesetzt werden. Das als Vorbild genommene Verfahren der wissenschaftlichen Selbstkontrolle sind die medizinischen Ethikkommissionen (s. Kap. 6). Analog hat der *Gemeinsame Ausschuss Sicherheitsrelevante Forschung* die deutschen Forschungsinstitutionen bereits 2014 dazu aufgefordert, Kommissionen für die Ethik sicherheitsrelevanter Forschung (KEF) einzurichten. Dieser Vorschlag ist begleitet von zahlreichen Arbeitshilfen, beginnend mit einer Mustersatzung, geeigneten Verfahrensschritten, regelmäßigen Vernetzungstreffen und Tätigkeitsberichten. Das vorgeschlagene Verfahren einer KEF führen Jacob et al. (2024) am Beispiel des unten thematisierten Molekülgenerators MegaSyn detailliert vor, der sich auch für die Vorhersage von Toxinen eignet (s. Kap. 12).

Diese Kommissionen werden von den jeweiligen Forschungsinstitutionen beauftragt, die wissenschaftliche Selbstkontrolle für wissenschaftliches Arbeiten zu übernehmen, deren Ergebnisse „unmittelbar von Dritten missbraucht werden können, um Menschenwürde, Leben, Gesundheit, Freiheit, Eigentum, Umwelt oder ein friedliches Zusammenleben erheblich zu schädigen" (Nationale Akademie der Wissenschaften Leopoldina & Deutsche Forschungsgemeinschaft, 2022, S. 10). Die Kommissionen sprechen unter anderem Empfehlungen zum konkreten Umgang mit solcher Forschung, zu ihrer Gestaltung, zur Form der Weiterverfolgung, zur Dissemination oder zum eventuellen Kontakt mit Behörden aus, die von den Forschenden bzw. den Leitungen der Forschungsinstitutionen bei der Entscheidungsfindung berücksichtigt werden können. Anders als bei ihrem Vorbild, der medizinischen Ethikkommission, deren Votum seit vielen Jahren gesetzlich vorgeschrieben ist und daher einen Verwaltungsakt darstellt, haben Entscheidungen von Kommissionen für Ethik sicherheitsrelevanter Forschung keine Verbindlichkeit jenseits der Selbstfestlegung der jeweiligen Forschungseinrichtungen (zur Kritik an KEFs vgl. Salloch, 2018).

5.4 Fazit

Die Dual-Use-Problematik stellt eine drängende Herausforderung der modernen Forschungsethik dar. Sie zeigt exemplarisch, wie eng wissenschaftlicher Fortschritt mit gesellschaftlicher Verantwortung verwoben ist, und fordert deshalb dazu auf, ethische Herausforderungen nicht nur im Forschungsprozess, sondern auch bei der Verwendung von dessen Ergebnissen zu berücksichtigen. Der Fall der Fluggeräte – vom utopischen Friedensversprechen Lilienthals bis zur militärischen Realität heutiger Drohnentechnologie – verdeutlicht, dass Forschungsergebnisse sich der Kontrolle ihrer Urheber oft entziehen und in Kontexte gelangen können, die ihren ursprünglichen Intentionen diametral entgegenstehen.

Die ethische Relevanz dualer Nutzungsmöglichkeiten ergibt sich nicht nur aus der potenziellen Gefährdung durch militärische Anwendungen, sondern auch aus der grundsätzlichen Spannung zwischen Forschungsfreiheit, Sicherheitsinteressen und gesellschaftlichem Nutzen. Wo einerseits das Ideal freier Wissenschaft eine zentrale Voraussetzung für Innovation und Erkenntnisgewinn darstellt, wächst andererseits der Druck, mögliche Risiken frühzeitig zu erkennen, zu reflektieren und ihnen durch geeignete Verfahren zu begegnen.

Die verschiedenen institutionellen und normativen Umgangsformen – von strikten Zivil- und Friedensklauseln über staatliche Kontrollinstanzen bis hin zu Formen wissenschaftlicher Selbstregulierung – spiegeln die Vielfalt gesellschaftlicher Kontexte und Werthaltungen wider, in denen Forschung stattfindet. Welche Strategie angemessen ist, hängt maßgeblich von der jeweiligen gesellschaftlichen Verfasstheit, den institutionellen Bindungen und dem konkreten Gefährdungspotenzial der Forschung ab. Dabei bleibt die Forderung nach einer verantwortungsvollen Reflexion möglicher Verwendungsweisen nicht nur eine ethische, sondern zunehmend auch eine politische Notwendigkeit.

Die Frage nach dem angemessenen Umgang mit Dual Use ist somit kein einmalig zu lösendes Problem, sondern ein kontinuierlicher Aushandlungsprozess, in dem Forschung, Politik und Gesellschaft gleichermaßen gefordert sind, ihre Rollen, Grenzen und Verantwortung immer wieder neu zu bestimmen. Es handelt sich um ein international im schnellen Wandel begriffenes Rechts- und Politikfeld, was für die Forschungspraxis bedeutet, dass man sich im Zweifelsfall über die aktuellen Regelungen im eigenen Land und in denen der Kooperationspartner*innen informieren sollte.

5.5 Einschlägige Guidelines

Die Stellungnahme „Biosicherheit – Freiheit und Verantwortung in der Wissenschaft" wurde am 7. Mai 2014 vom Deutschen Ethikrat veröffentlicht und reagiert auf den Auftrag der Bundesregierung, die Regelungen und Ethikkodizes in Deutschland hinsichtlich des Missbrauchspotenzials biologischer Forschung zu prüfen: Deutscher Ethikrat. (2014). *Biosicherheit – Freiheit und Verantwortung in der Wissenschaft*. Berlin.

Die Deutsche Forschungsgemeinschaft (DFG) und die Nationale Akademie der Wissenschaften Leopoldina, veröffentlichten im Juni 2014 erstmals die Stellungnahme „Wissenschaftsfreiheit und Wissenschaftsverantwortung". Mit ihr reagierten sie auf die zunehmende Problematik der Dual-Use-Forschung, also Forschung, deren Ergebnisse sowohl zivil nutzbar als auch missbrauchsgefährdet sein können. 2022 wurde diese Guideline – erarbeitet vom *Gemeinsamen Ausschuss zum Umgang mit sicherheitsrelevanter Forschung* – in aktualisierter Form neu aufgelegt, um aktuellen Entwicklungen wie der Künstlichen Intelligenz, pandemischen Erregern und internationalen Forschungskontexten Rechnung zu tragen: (Nationale Akademie der Wissenschaften Leopoldina und Deutsche Forschungsgemeinschaft. 2022).

Im Jahr 2022 veröffentlichte die World Health Organization (WHO) erstmals einen umfassenden, global gültigen Leitfaden zur Förderung einer verantwortungsvollen Nutzung der Lebenswissenschaften, den *Global guidance framework for the responsible use of the life sciences: Mitigating biorisks and governing dual-use research.* Genf: World Health Organisation. https://iris.who.int/bitstream/handle/10665/362313/9789240056107-eng.pdf?sequence=1. Er wurde durch mehrjährige Beratungen mit Expert*innen aus allen WHO-Regionen erarbeitet und – nach öffentlicher Konsultation – im September 2022 offiziell ausgegeben.

Literatur

Adamala, K. P., Agashe, D., Belkaid, Y., Bittencourt, D. M. C., Cai, Y., Chang, M. W., Chen, I. A., Church, G. M., Cooper, V. S., Davis, M. M., Devaraj, N. K., Endy, D., Esvelt, K. M., Glass, J. I., Hand, T. W., Inglesby, T. V., Isaacs, F. J., James, W. G., Jones, J. D. G.,…& Zuber, M. T. (2024). Confronting risks of mirror life. *Science*, *0*(0), eads9158. https://doi.org/10.1126/science.ads9158

Anderson, C. (2012). How I Accidentally Kickstarted the Domestic Drone Boom. *Wired* (August 2012). https://www.wired.com/2012/06/ff-drones/

Bornmüller, F. (2023). *Zivile Wissenschaft: Theorie und Praxis von Friedens- und Zivilklauseln an deutschen Hochschulen*, transcript Verlag. https://doi.org/10.1515/9783839464779

Herfst, S., Schrauwen, E. J., Linster, M., Chutinimitkul, S., de Wit, E., Munster, V. J., Sorrell, E. M., Bestebroer, T. M., Burke, D. F., Smith, D. J., Rimmelzwaan, G. F., Osterhaus, A. D., & Fouchier, R. A. (2012). Airborne transmission of influenza A/H5N1 virus between ferrets. *Science*, *336*(6088), 1534–1541. https://doi.org/10.1126/science.1213362

Imai, M., Watanabe, T., Hatta, M., Das, S. C., Ozawa, M., Shinya, K., Zhong, G., Hanson, A., Katsura, H., Watanabe, S., Li, C., Kawakami, E., Yamada, S., Kiso, M., Suzuki, Y., Maher, E. A., Neumann, G., & Kawaoka, Y. (2012). Experimental adaptation of an influenza H5 HA confers respiratory droplet transmission to a reassortant H5 HA/H1N1 virus in ferrets. *Nature*, *486*(7403), 420–428. https://doi.org/10.1038/nature10831

Jakob, U., Kraemer, F., Kraus, F., & Lengauer, T. (2024). Applying Ethics in the Handling of Dual Use Research: The Case of Germany. *Research Ethics, 21*(2), 228–244. https://doi.org/10.1177/17470161241261044

Lev, O. (2019). Regulating dual-use research: Lessons from Israel and the United States. *Journal of Biosafety and Biosecurity*, *1*(2), 80-85. https://doi.org/10.1016/j.jobb.2019.06.001

Lilienthal, O. (1894). Brief an Moritz v. Egidy. *Online-Archiv des Otto-Lilienthal-Museums: Publikationen und Briefwechsel*. Zugegriffen am 15.05.2025, https://www.lilienthal-museum.de/olma/l1852.htm

Nielebock, T., Meisch, S., & Harms, V. (2012). *Zivilklauseln für Forschung, Lehre und Studium: Hochschulen zum Frieden verpflichtet*. Nomos Verlag. https://doi.org/10.5771/9783845239064

Miller S., & Selgelid M. J. (2007) Ethical and philosophical consideration of the dual-use dilemma in the biological sciences. *Science and Engineering Ethics, 13*(4): 523–580. https://doi.org/10.1007/s11948-007-9043-4

Nationale Akademie der Wissenschaften Leopoldina und Deutsche Forschungsgemeinschaft. (2022). Wissenschaftsfreiheit und Wissenschaftsverantwortung – Empfehlungen zum Umgang mit sicherheitsrelevanter Forschung. Halle (Saale). https://www.sicherheitsrelevante-forschung.org/wpcontent/uploads/2022/11/2022_Empfehlungen_Wissenschaftsfreiheit_Wissenschaftsverantwortung.pdf. Zugegriffen am 28.01.2026

Rath, J., Ischi, M., & Perkins, D. (2014). Evolution of Different Dual-use Concepts in International and National Law and Its Implications on Research Ethics and Governance. *Science and Engineering Ethics*, *20*(3), 769–790. https://doi.org/10.1007/s11948-014-9519-y

Salloch, S. (2018). The dual use of research ethics committees: Why professional self-governance falls short in preserving biosecurity. *BMC Medical Ethics, 19*(1): 53. https://doi.org/10.1186/s12910-018-0295-0

Teil III

Forschungsansätze

Forschung mit Menschen 6

Inhaltsverzeichnis

6.1 Hintergrund

Jean Hellers Artikel „Syphilis Victims in U.S. Study Went Untreated for 40 Years" erschien zunächst am Nachmittag des 25. Juli 1972 im *Washington Star*. Am Tag darauf war der Beitrag dann auf der Titelseite der *New York Times* zu lesen (Heller, 1972). In ihrem Beitrag berichtete die Journalistin der *Associated Press* über eine laufende medizinische Studie, deren Beginn ins Jahr 1932 zurückreichte. Seit dieser Zeit führte der *United States Public Health Service* (PHS) in Zusammenarbeit mit der *Tuskegee University*, einem College in Alabama, die Studie bereits durch, die unter dem Titel „Tuskegee Experiment" in die Medizingeschichte eingehen sollte (Jones, 1993). Ziel der „Tuskegee Study of Untreated Syphilis in the Negro Male" – so der offizielle Studienname – war es, die Auswirkungen von unbehandelter Syphilis zu beobachten. An diesem Studiendesgin wurde auch dann noch festgehalten, als (seit 1947) mit Penicillin eine sichere und effektive Behandlungsmethode zur Verfügung stand. An der Studie nahmen insgesamt 600 afroamerikanische Männer aus Macon County teil, von denen 399 an einer latenten Syphiliserkrankung litten, sowie 201 Männer, die eine Kontrollgruppe bildeten, also nicht infiziert waren. Keiner der Teilnehmer wurde über das genaue Studiendesign informiert. Man hatte

J.-H. Heinrichs, B. Heinrichs, *Verantwortungsvolle Forschung*,
https://doi.org/10.1007/978-3-662-72839-0_6

ihnen lediglich gesagt, dass sie auf „bad blood" getestet würden. Alle Teilnehmer stammten aus prekären sozialen Verhältnissen, sodass die Aussicht auf geringe Anreize wie eine kostenlose medizinische Untersuchung und ein warmes Essen offenbar ausreichte, um eine hohe Beteiligung sicherzustellen. Als die Studie im Jahr 1972 schließlich beendet wurde, waren 28 Patienten direkt an Syphilis gestorben und etwa 100 weitere an Komplikationen im Zusammenhang mit der Syphilis. In ihrem Artikel zitierte Heller u. a. den damaligen demokratischen Senator von Wisconsin, William Proxmire, mit den Worten, es handele sich um „einen moralischen und ethischen Alptraum". Heute würde dieser Einschätzung wohl niemand mehr widersprechen. Dieser Umstand bietet einen guten Ausgangspunkt, um der Frage nachzugehen, nach welchen ethischen Prinzipien Forschung mit Menschen erfolgen sollte. Tatsächlich hat die Aufarbeitung des „Tuskegee Experiments" in historischer Perspektive maßgeblich zur Entwicklung des Prinziplismus beigetragen (s. Kap. 1), der über den thematisch engen Kontext der Forschung am Menschen einen vielverwendeten Theorierahmen für die Angewandte Ethik darstellt.

6.2 Ethische Prinzipien

Ein erstes Prinzip betrifft die Freiwilligkeit der Teilnahme an Forschungsprojekten. Die Grundidee ist einfach: Menschen sollten selbst darüber entscheiden, ob sie sich als Proband*innen für eine Studie zur Verfügung stellen wollen. Allgemein gilt das Prinzip der Selbstbestimmung – oder, was näherungsweise das Gleiche ist, das Recht auf Freiheit – als eines der grundlegendsten ethischen Prinzipien überhaupt. Es findet sich – wenn auch in unterschiedlichen Formen und mit teilweise sehr unterschiedlichen Begründungen – in vielen klassischen Texten der Philosophie, etwa bei Immanuel Kant und John Stuart Mill, und hat zudem Eingang in zahlreiche Dokumente und Gesetze gefunden wie etwa die „Allgemeine Erklärung der Menschenrechte" (Art. 1 und 3 AEMR), die „Charta der Grundrechte der Europäischen Union" (Art. 6–19 GRC) sowie in das Grundgesetz für die Bundesrepublik Deutschland (Art. 2 Abs. 1 GG). In ihrem Standardwerk *Prinzipien der Bioethik* führen Tom Beauchamp und James Childress zum Prinzip der Achtung der Autonomie aus:

> „Autonome Akteur*innen zu respektieren bedeutet, ihr Recht anzuerkennen, eigene Ansichten zu vertreten, Entscheidungen zu treffen und auf Grundlage ihrer eigenen Werte und Überzeugungen zu handeln. Die Achtung wird durch respektvolles *Handeln*, nicht bloß durch eine respektvolle *Einstellung* gezeigt. Das Prinzip der Achtung der Autonomie erfordert mehr als die bloße Nichteinmischung in die persönlichen Angelegenheiten anderer Personen. In einigen Kontexten verlangt es, die Fähigkeit anderer zu autonomen Entscheidungen zu fördern oder aufrechtzuerhalten, während ihnen dabei geholfen wird, Ängste und andere Bedingungen zu vermindern, die autonomes Handeln verhindern oder beeinträchtigen. Achtung beinhaltet die Anerkennung der Werte und Entscheidungsrechte autonomer Personen und das Befördern ihrer autonomen Handlungen, während die Missachtung der Autonomie Einstellungen und Handlungen umfasst, die die Rechte anderer, autonom zu handeln, ignorieren, verletzen oder herabwürdigen". (Beauchamp und Childress, 2024, S. 177f.)

Offenbar waren die Bedingungen des Prinzips der Achtung der Autonomie beim „Tuskegee Experiment“ nicht erfüllt. Im Gegenteil, Menschen wurden hier absichtlich in Unkenntnis gelassen und auf diese Weise als reine Versuchsobjekte missbraucht.

Ein zweites Prinzip betrifft die Vermeidung von Schaden. Auch dieses Prinzip ist als ethisches Grundprinzip anerkannt und verfügt wahrscheinlich über eine noch längere Tradition als das Prinzip der Achtung vor der Autonomie. Menschen im Rahmen von wissenschaftlichen Studien Schaden zuzufügen, der nicht durch entsprechende Vorteile zu rechtfertigen ist, ist offensichtlich unmoralisch und verstößt ebenfalls gegen etablierte Grundrechte (Art. 3 AEMR; Art. 3 GRC; Art. 2 Abs. 2 GG). In der biomedizinischen Ethik spricht man vom Nichtschadensprinzip (Beauchamp und Childress, 2024, Kap. 5) und führt es teilweise auf den sogenannten „Eid des Hippokrates“ zurück, dessen Überlieferungsgeschichte in das 1. Jh. n. Chr. reicht, der aber vermutlich sehr viel älter ist. Dort heißt es unter anderem, dass es die Pflicht des Arztes sei, seine Patienten vor Schaden zu bewahren, was gelegentlich – wenngleich historisch vermutlich fälschlich – in der lateinischen Formel „primum non nocere“ ausgedrückt wird (Smith, 2005). Auch gegen dieses Prinzip wurde beim „Tuskegee Experiment“ erkennbar verstoßen, wie nicht zuletzt die hohen Opferzahlen auf traurige Weise bestätigen.

Ein drittes Prinzip stellt schließlich auf die gerechte Verteilung von Nutzen und Lasten oder, allgemeiner formuliert, auf Gerechtigkeit ab. Gerechtigkeit wird bereits in der antiken Ethik, namentlich bei Platon und Aristoteles, als zentraler Begriff der Ethik formuliert und hat diese Stellung bis heute behalten. Anders als das Prinzip der Achtung der Autonomie und das Nichtschadensprinzip eröffnet das Gerechtigkeitsprinzip allerdings einen weiten Interpretationsraum. In ihrer für die biomedizinische Ethik wichtigen Deutung unterscheiden Beauchamp und Childress ein formales Gerechtigkeitsprinzip und materiale Gerechtigkeitsprinzipien (Beauchamp und Childress, 2024, Kap. 7). Das formale Prinzip kann demnach auf die aristotelische Formel gebracht werden, dass gleiche Fälle gleich zu behandeln sind (Aristoteles, *Nikomachische Ethik*, 1131a 18–25). Durch die materialen Gerechtigkeitsprinzipien müssen relevante Charakteristika dafür benannt werden, was als gleich bzw. ungleich zu gelten hat. Dabei handelt es sich um eine höchst anspruchsvolle Aufgabe, an der sich Gerechtigkeitstheorien bis heute abarbeiten. Eine Form der Ausgestaltung stellen Antidiskriminierungsregeln dar, die sich in vielen Dokumenten und Gesetzen finden (Art. 7 AEMR; Art. 21 GRC; Art. 3 GG). Unstrittig dürfte aber zumindest sein, dass es unfair war, Menschen wie die Teilnehmer des Tuskegee Experiments, die sozial prekären Verhältnissen entstammten, für eine medizinische Studie zu rekrutieren, wobei sie durch die Teilnahme nur geringe Vorteile hatten. Hier wurden Lasten offenbar sehr einseitig verteilt.

6.3 Anforderungen an Forschung mit Menschen

Aus den bisherigen Überlegungen lässt sich folgern, dass das Tuskegee Experiment deshalb „ein moralischer und ethischer Alptraum" war, weil grundlegende ethische Prinzipien wie das Prinzip der Achtung der Autonomie, das Nichtschadensprinzip und das Gerechtigkeitsprinzip bei der Konzeption und Durchführung der Studie nicht beachtet wurden. Fraglich ist nun aber, wie Forschung mit Menschen zu gestalten ist, wenn man sich an diesen Prinzipien orientiert. Mit dieser Frage hat sich u. a. auch die *National Commission for the Protection of Human Subjects of Biomedical and Behavioral Research* beschäftigt, die zur Aufarbeitung des „Tuskegee Experiments" im Jahr 1974 eingesetzt wurde. In ihrer bis 1978 währenden Amtszeit legte die Kommission eine ganze Reihe von Berichten vor, in denen sie sich überwiegend mit sehr konkreten Problemstellungen befasste, etwa mit der Forschung an Föten (1975), an Gefangenen (1976) sowie an Kindern (1977). In ihrem letzten Bericht – dem sogenannten „Belmont Report", der erst im April 1979 erschien – versuchte die Kommission indes, einen allgemeineren Begründungsrahmen für die Forschung am Menschen zu formulieren. Sie formuliert dabei in einem ersten Schritt gerade die drei genannten Prinzipien – in der Terminologie der Kommission: *respect for persons, beneficence, justice* – als Grundlage (National Commission, 1979, Part B). In einem zweiten Schritt konkretisiert sie diese Prinzipien dann mit Blick auf die Forschung am Menschen zu den Anforderungen informierte Einwilligung, Risiko-Nutzen-Analyse und faire Probandenauswahl (National Commission, 1979, Part C). Diese Anforderungen gelten spätestens seit der Veröffentlichung des „Belmont Report" als Grundlagen der Ethik der Forschung am Menschen und werden darüber hinaus in weiten Teilen der Angewandten Ethik verwendet. Allerdings bleiben diese Anforderungen recht allgemein, was dazu führt, dass sich in der Praxis viele konkrete Probleme stellen können.

Informierte Einwilligung

Speziell für die Forschung am Menschen wurde bereits im „Nuremberg Code" (1947) festgelegt, dass die „freiwillige Zustimmung der Versuchsperson [...] unbedingt erforderlich [ist]." (Nuremberg Code, 1947, Nr. 1) Im Zuge des sogenannten Nürnberger Ärzteprozesses, in dem sich Karl Brandt und 22 weitere Personen wegen der Durchführung von medizinischen Experimenten in deutschen Konzentrationslagern verantworten mussten, wurde dieser zehn Punkte umfassende Kodex als Rahmen für medizinische Forschung mit Menschen ausgearbeitet und bildete schließlich einen Teil des Urteils. Es ist verständlich, dass unter dem Eindruck der menschenverachtenden Praktiken, die im Ärzteprozess verhandelt wurden, die Freiwilligkeit das zentrale ethische Prinzip bildete. Tatsächlich hatte die Auffassung, dass potenzielle Proband*innen selbst entscheiden sollten, ob sie an medizinischen Studien teilnehmen möchten oder nicht, bereits seit dem späten 19. und frühen 20. Jahrhundert vermehrt Verbreitung gefunden, die paternalistische Grundhaltung in der Medizin aber nur langsam verdrängen können. Als ein Problem des „Nuremberg Code“ stellte sich heraus, dass er Forschung an bestimmten Bevölkerungsgruppen, etwa Minderjährigen, völlig unmöglich machte, da deren Mitglieder nicht oder zumindest nicht vollgültig einwilligen können. Die erste Fassung der „Declaration of Helsinki“ der *World Medical Association* aus dem Jahr 1964 sah daher bereits differenziertere Regelungen vor, die einerseits zwischen therapeutischer und nicht-therapeutischer Forschung unterschieden und andererseits in beiden Fällen Stellvertretungsregelungen vorsahen (WMA, 1964, II.1 und III.3a). Weder der „Nuremberg Code“ noch die „Declaration of Helsinki“ konnten allerdings verhindern, dass weiterhin vereinzelt medizinische Studien ohne die informierte Einwilligung von Proband*innen durchgeführt wurden – nicht zuletzt auch das „Tuskegee Experiment“, das erst durch den Artikel von Jean Heller gestoppt wurde. Davon abgesehen blieben aber vielfältige konzeptionelle Probleme zunächst offen.

Die informierte Einwilligung soll gewährleisten, dass Menschen nur dann an Forschungsprojekten als Proband*innen beteiligt werden, wenn sie nach vorangehender Darlegung aller relevanten Informationen frei in die Teilnahme eingewilligt haben. Fraglich ist aber, was genau unter relevanten Informationen zu verstehen ist und wie diese am besten aufbereitet werden sollten. Fraglich ist darüber hinaus, welche Kriterien Menschen erfüllen müssen, um eine informierte Einwilligung geben zu können, und wie zu verfahren ist, wenn sie sie nicht erfüllen.

Die Praxis zeigt, dass eine angemessene Auswahl und Aufbereitung von Studieninformationen eine große Herausforderung darstellen. Denn nicht nur zu wenige, sondern auch zu viele Informationen können dazu führen, dass potenzielle Proband*innen nicht verstehen, worum es in einer Studie geht und worauf sie sich genau einlassen. Während Expert*innen von detaillierteren Informationen vielleicht profitieren, können medizinische Laien dadurch leicht überfordert werden. Bei der Erstellung von Informationsmaterialien sollte daher stets der Gedanke leitend sein, dass es darum geht, potenziellen Proband*innen eine informierte und eigenständige Entscheidung zu ermöglichen. Insbesondere muss der Versuchung widerstanden werden, sie zu einer Teilnahme zu überreden, weil man von der Wichtigkeit der Forschung überzeugt ist. Wie schwierig der Einwilligungsprozess ist, wird am Problem der „therapeutic misconception“ deutlich. Darunter versteht man den Umstand, dass potenzielle Proband*innen nicht oder zumindest nicht vollständig den Unterschied zwischen einer medizinischen Behandlung und der Teilnahme an einer klinischen Studie verstehen. In zahlreichen Untersuchungen konnte gezeigt werden, dass trotz informierter Einwilligung viele Proband*innen meinen, ihre individuelle medizinische Behandlung stehe bei einer klinischen Studie im Mittelpunkt. Einige haben dieses Problem auf „divergent primary cognitive frames“ zurückgeführt, also auf abweichende Grundannahmen, die man durch ein einfaches Mehr an Information nicht verändern könne (Lidzs et al., 2015).

Neben den Zielen und dem Design einer Studie sind weitere Informationen für potenzielle Proband*innen wichtig und müssen daher Teil jeder Aufklärung sein. Dazu gehört die Freiwilligkeit der Teilnahme, die auch beinhaltet, dass eine Ablehnung der Teilnahme keinen negativen Einfluss auf die medizinische Versorgung haben darf. Wichtig sind auch Informationen zum Verfahren bei etwaigen Nebenwirkungen sowie zum Umgang mit sogenannten Zufallsbefunden, also medizinisch relevanten Erkenntnissen, die sich im Verlauf einer Studie eventuell ergeben, ohne dass dies intendiert war. In den meisten Ländern muss außerdem eine Proband*innenversicherung abgeschlossen werden, über deren Ausgestaltung informiert werden muss. Entscheidend ist der Hinweis darauf, dass Proband*innen jederzeit und ohne Angabe von Gründen aus einer Studie ausscheiden, d. h. ihre Einwilligung widerrufen, können. Denn bei einer Einwilligung handelt es sich nicht, wie man vielleicht fälschlich meinen könnte, um einen Vertrag, der in der Regel nur im wechselseitigen Einverständnis aufgehoben werden kann. Eine Einwilligung erteilen Proband*innen und können sie entsprechend auch widerrufen. Es kann allerdings sachliche Gründe geben, die ein plötzliches Ausscheiden aus einer Studie unmöglich machen, beispielsweise, wenn sich durch das spontane Absetzen einer Medikation erhebliche Risiken ergeben. Auch darüber muss im Vorfeld informiert werden.

Die informierte Einwilligung geht davon aus, dass potenzielle Proband*innen über Einwilligungsfähigkeit verfügen. Die Einwilligungsfähigkeit lässt sich aufgliedern in Einsichtsfähigkeit und Steuerungsfähigkeit. Während Einsichtsfähigkeit das Vermögen bezeichnet, Informationen zu verstehen, stellt Steuerungsfähigkeit auf die Fähigkeit ab, sich auf dieser Grundlage ein Urteil bilden und danach handeln zu können. Bei gesunden Erwachsenen geht man davon aus, dass Einwilligungsfähigkeit besteht. Es gibt aber Proband*innengruppen, bei denen man lediglich von einer eingeschränkten Einwilligungsfähigkeit oder gar von einer Einwilligungsunfähigkeit ausgehen muss. Dazu gehören insbesondere Minderjährige sowie Menschen mit kognitiven Einschränkungen. Um diese Menschen nicht vom medizinischen Fortschritt auszuschließen, sind in den vergangenen Jahrzehnten Instrumente entwickelt worden, die das Abweichen von der zwingenden Maßgabe der persönlichen informierten Einwilligung erlauben. Bei Minderjährigen wendet man eine Differenzierung an: Die Erziehungsberechtigten müssen ihre informierte Einwilligung (*consent*) in eine Studienteilnahme geben, und die minderjährigen Proband*innen müssen ihre informierte Zustimmung (*assent*) erteilen. Die Zustimmung stellt eine eigenständige relevante Willensbekundung dar, für die aber weniger hohe Anforderungen gelten als für die Einwilligung. Art und Umfang der Aufklärung müssen an die individuellen Fähigkeiten der Minderjährigen angepasst werden. Damit einher geht, dass die Zustimmung nicht dieselbe legitimatorische Kraft entfaltet wie die Einwilligung. Das deutsche Recht kennt keine fixe Altersgrenze für die Einwilligungsfähigkeit; Minderjährige können demnach durchaus voll einwilligungsfähig sein. Ist das der Fall, dann ist ihre Einwilligung maßgeblich. Ansonsten gilt, dass die Meinung der minderjährigen Proband*innen und die der Erziehungsberechtigten durch intensive Gespräche zur Deckung gebracht werden sollten. Gelingt dies nicht, liegt aus ethischer Sicht keine hinreichende Legitimierung vor. Bei Menschen mit kognitiven Beeinträchtigungen können ebenfalls Stellvertretungsregelungen (*proxy consent*) greifen. Zudem besteht seit einiger Zeit die Möglichkeit, eine Proband*innenverfügung zu verfassen, in der Menschen vorab in die Teilnahme an einer Studie einwilligen (*advanced consent*). Dies kann beispielsweise bei progredienten Demenzerkrankungen greifen. Für solche Studien kann es erforderlich sein, Proband*innen zu beteiligen, die sich bereits in einem fortgeschrittenen Stadium der Krankheit befinden und daher nicht mehr einwilligungsfähig sind. Zeichnet sich eine Erkrankung ab, können sie durch eine Proband*innenverfügung vorab ihre Einwilligung zur Teilnahme an einer Studie erteilen.

Risiko-Nutzen-Analyse

Die Risiko-Nutzen-Analyse ist eine zweite wichtige Anforderung, um Forschung mit Menschen ethisch vertretbar zu gestalten. Vor der Durchführung einer Studie müssen Risiken und voraussichtlicher Nutzen sorgfältig geprüft werden. Dies ist offenbar eine notwendige Voraussetzung, um potenzielle Proband*innen vollumfänglich informieren zu können. Die Methoden können dabei je nach Forschungsbereich stark variieren. Umfassende Literaturrecherchen, Experimente mit Zellkulturen, Computersimulationen sowie Experimente mit Tiermodellen gehören zu den typischen Methoden, um das Risikoprofil und den möglichen Nutzen einer neuen Behandlungsform abzuschätzen.

Es geht bei der Risiko-Nutzen-Analyse allerdings nicht nur darum, die erforderlichen Informationen für den Einwilligungsprozess zu erlangen, sondern auch und vor allem darum, zu klären, ob ein Experiment überhaupt durchgeführt werden sollte. Auf den ersten Blick kann dies widersprüchlich wirken. Denn wenn autonome Personen zu respektieren, wie oben erläutert, bedeutet, ihr Recht anzuerkennen, eigene Ansichten zu vertreten, Entscheidungen zu treffen und auf Grundlage ihrer eigenen Werte und Überzeugungen zu handeln, dann scheint dies unabhängig davon zu gelten, ob eine Handlung besonders risikoreich ist. Es käme also tatsächlich nur darauf an, potenzielle Proband*innen umfassend aufzuklären. Selbst wenn das Ergebnis einer vorgängigen Analyse ein sehr hohes Risiko oder kaum Nutzen ergeben würde, läge es immer noch bei den potenziellen Proband*innen zu entscheiden, ob dies für sie akzeptabel ist oder nicht. Das Nichtschadensprinzip (das im „Belmont Report" durch *beneficence* mitabgedeckt wird, während Beauchamp und Childress zwischen Fürsorge (*beneficence*) und Nichtschaden (*nonmaleficence*) unterscheiden) bildet die Grundlage für die Risiko-Nutzen-Analyse. Es wird überwiegend als unabhängiges und gleichrangiges ethisches Prinzip neben dem Prinzip der Anerkennung der Autonomie angesehen. Einem Menschen ohne guten Grund Schaden zuzufügen kann demnach auch dann falsch sein, wenn dieser Mensch in diese Schädigung eingewilligt hat. Die Spannung, die hier kenntlich wird, lässt sich letztlich nicht vollständig auflösen. In der ethischen Tradition hat es sowohl solche Ansätze gegeben, die von einem Primat der Schadensvermeidung ausgegangen sind, als auch solche, die die Anerkennung der Autonomie grundsätzlich höher bewertet haben. In der Ethik der Forschung am Menschen besteht ein weitgehender Konsens, dass keine dieser beiden Lösungen überzeugend ist, sondern beide Prinzipien einschlägig sind und im konkreten Fall gegeneinander abgewogen werden müssen. Für Forschende bedeutet dies, dass sie darlegen müssen, wie hoch sie Risiken und Nutzen einschätzen und warum sie meinen, dass es gerechtfertigt ist, Proband*innen dem absehbaren Risiko auszusetzen. Unabhängige Ethikkommissionen prüfen dies und entscheiden, ob die Abwägung überzeugend ist. Für bestimmte, sogenannte vulnerable

Gruppen, wie beispielsweise Minderjährige, gelten dabei engere Grenzen, insbesondere dann, wenn sie durch eine Studienteilnahme selbst keinen medizinischen Nutzen haben. Die Grenzen können dann etwa bei lediglich minimalen Risiken liegen, wobei es sich allerdings als schwierig erweist, solche Kategorien präzise zu fassen. Umgekehrt kann Forschung mit vulnerablen Gruppen, die keinen unmittelbaren medizinischen Nutzen für die Proband*innen bietet, dadurch eine gewisse Rechtfertigung erhalten, dass ein Nutzen für Menschen mit gleichen Merkmalen zu erwarten ist. Man spricht in diesem Fall von Gruppennutzen.

Neben objektiven Risiken müssen Forschende auch Belastungen im Blick haben, die für Proband*innen mit der Teilnahme an einer Studie verbunden sein können. Solche Belastungen können etwa in der Länge einer Untersuchung oder in unangenehmen Prozeduren bestehen, auch wenn damit keine erheblichen gesundheitlichen Risiken verbunden sind. In der Darlegung der ethischen Rechtfertigung sollten auch solche Aspekte deutlich angesprochen werden und gegebenenfalls Maßnahmen vorgesehen sein, wie man die Belastungen für Proband*innen minimieren will.

Gerechte Proband*innenauswahl

Während das Nichtschadensprinzip auf der individuellen Ebene die Vermeidung von unnötigen Schädigungen fordert, zielt das Gerechtigkeitsprinzip auf die kollektive Ebene ab. Hier geht es darum, dass Nutzen und Lasten gerecht verteilt werden. In einem frühen Aufsatz zur Ethik der Forschung am Menschen hat Hans Jonas eine Regel der „absteigenden Reihe“ formuliert: Es sind demnach vor allem die (zahlenmäßig geringen) gesellschaftlichen Eliten, die an Forschung teilnehmen sollten, da sie die Voraussetzung für eine ethisch zureichende Einwilligung in vollem Umfang erfüllen (Jonas, 1972). Man könnte hinzufügen, dass es häufig sozial besser gestellte Menschen sind, die von medizinischer Forschung am meisten profitieren. Wie sich die Praxis darstellt, ist schwer einzuschätzen, da sich kaum aussagekräftige Zahlen zu Studienteilnahmen finden lassen. Immerhin zeigen Zahlen der *World Health Organization*, dass viele klinische Studien in hochentwickelten Ländern wie den USA und Ländern der EU durchgeführt werden (WHO, 2024), allerdings auch in China und Indien. Die Zahlen zeigen ferner, dass sehr viel mehr Studien in der Gruppe mit hohem Einkommen durchgeführt werden als in der Gruppe mit geringem Einkommen. Ob dies ein Beleg dafür ist, dass die von Jonas propagierte Regel in der Praxis befolgt wird, ist allerdings fraglich. Aus ethischer Sicht entscheidend ist, dass Forschende Rekrutierungsmechanismen wählen, die diskriminierende Effekte, also solche, die spezielle Gruppen unangemessen benachteiligen, möglichst vermeiden. Dies kann im Forschungsalltag durchaus schwierig sein, insbesondere, wenn der Druck hoch ist, vorgegebene Rekrutierungszahlen zu erreichen. Trotzdem sollten bei der Planung von Rekrutierungsmaßnahmen Fairnesserwägungen mit berücksichtigt werden.

Eine spezielle Frage betrifft die angemessene Entschädigung von Proband*innen. Es ist natürlich richtig, dass Menschen, die sich für Forschungsvorhaben zur Verfügung stellen, dafür entschädigt werden. Gleichzeitig wäre es naiv zu glauben, dass solche Entschädigungen keinen Anreizcharakter entwickeln können. Forschende müssen hier im Einzelfall einen überzeugenden Mittelweg finden, der es einerseits vermeidet, dass Proband*innen durch eine Teilnahme finanzielle Nachteile etwa durch die Anreise und den Zeitaufwand erleiden, und andererseits ebenso ausschließt, dass die Kompensation den Charakter einer Bezahlung für eine Dienstleistung erhält. Nach überwiegend geteilter Meinung sollte vermieden werden, dass die Teilnahme an medizinischen Studien zu einer Aktivität wird, mit der Menschen ihren Lebensunterhalt bestreiten. Dies würde nämlich dazu führen, dass die Lasten der Forschung vor allem von denen getragen würden, die aufgrund mangelnder Ausbildung oder aufgrund von anderen Umständen keinen Zugang zu anderen Arbeitsplätzen haben.

Das Prinzip der Gerechtigkeit verlangt auch, dass besonders vulnerable Gruppen wie Minderjährige oder einwilligungsunfähige Erwachsene nur dann als Proband*innen rekrutiert werden, wenn dies durch sachliche Gründe gerechtfertigt ist. So ist beispielsweise nachvollziehbar, dass Demenzforschung nur mit Menschen durchgeführt werden kann, die an einer Demenz leiden. Es besteht mithin ein ethischer Grund für die Rekrutierung dieser Personengruppe. In der Regel wird zudem verlangt, dass vulnerable Proband*innen selbst einen gewissen medizinischen Nutzen durch die Teilnahme haben. Ist dies nicht der Fall, ist zumindest ein Gruppennutzen erforderlich. Ist auch dieser nicht zu erwarten, sollte die Forschung mit weniger vulnerablen Proband*innen durchgeführt werden. Die Ein- und Ausschlusskriterien einer Studie haben vor diesem Hintergrund häufig nicht nur eine wissenschaftliche/medizinische, sondern auch eine ethische Dimension, die Forschende mitbedenken müssen.

Ethikkommissionen

Ein wesentliches Element der Ethik der Forschung am Menschen stellen seit langem unabhängige Beratungsgremien dar. In der zweiten Fassung der „Declaration of Helsinki“ aus dem Jahr 1975 werden sie ausdrücklich gefordert. Dort heißt es:

> „The design and performance of each experimental procedure involving human subjects should be clearly formulated in an experimental protocol which should be transmitted to a specially appointed independent committee for consideration, comment and guidance“. (WMA, 1975, Nr. I,2)

In Deutschland wurden die ersten Ethikkommissionen dieser Art bereits zwei Jahre früher eingerichtet, und zwar an den Universitäten Ulm und Göttingen (Arbeitskreis Medizinischer Ethik-Kommissionen in der Bundesrepublik Deutschland, o. J). Seit 1985 sind Ärzt*innen hierzulande durch die Musterberufsordnung verpflichtet, sich ethisch beraten zu lassen. Später folgten entsprechende Regelungen im Arzneimittel- und Medizinproduktegesetz. Heute gibt es in Deutschland ca. 50 medizinische Ethikkommissionen, die überwiegend bei den Medizinischen Fakultäten der Universitäten oder bei den Landesärztekammern angesiedelt sind. Der Arbeitskreis Medizinischer Ethik-Kommissionen in der Bundesrepublik

Deutschland besteht seit 1983 und bildet eine Plattform für die Kommissionen. In vielen anderen Ländern gibt es ähnliche Institutionen, die allerdings teilweise anders organisiert sind. Die medizinischen Ethikkommissionen dienen ursprünglich als Gremien der akademischen Selbstkontrolle, die die Einhaltung der oben beschriebenen Anforderungen kontrollieren. Sie stellen durch transparente Verfahren sicher, dass etablierte ethische Grundsätze bei der Durchführung von Forschung mit Menschen befolgt werden. Dadurch, dass gesetzliche Regelungen das positive Votum einer Ethikkommission verbindlich vorschreiben, kann sich der Charakter allerdings hin zu einem Verwaltungsakt ändern, für den andere Regeln gelten. Insbesondere kann gegen Voten von Ethikkommissionen dann vor Verwaltungsgerichten vorgegangen werden.

6.4 Nicht-medizinische Forschung mit Menschen

Bislang lag der Fokus der Überlegungen auf medizinischer Forschung mit Menschen. Daneben gibt es andere wissenschaftliche Disziplinen, die mit Proband*innen forschen. Dies gilt insbesondere für die Psychologie, aber bspw. ebenso für die Wirtschaftswissenschaften. Auch in diesen Disziplinen hat es im Verlauf des 20. Jahrhunderts Fälle von Forschungsprojekten gegeben, bei denen gegen grundlegende ethische Prinzipien verstoßen wurde. Zu den bekanntesten Beispielen dürften das im Jahr 1961 an der Universität Yale durchgeführte Milgram-Experiment (Milgram, 1974) und das zehn Jahre später erfolgte Stanford-Prison-Experiment (Haney et al., 1973) gehören.

Die oben genannten Prinzipien und Anforderung für medizinische Forschung mit Menschen lassen sich zu einem Großteil auf andere Bereiche übertragen. Informierte Einwilligung, Risiko-Nutzen-Analyse und gerechte Proband*innenauswahl stellen ethische Anforderungen dar, die für alle Formen von Forschung mit Menschen einschlägig sind. Teilweise gibt es aber Besonderheiten zu berücksichtigen.

In der psychologischen Forschung kommt es beispielsweise regelmäßig vor, dass es integraler Bestandteil eines Experiments ist, dass Teilnehmende zunächst nicht wissen, was erforscht wird. Eine vorhergehende umfassende Aufklärung ist in solchen Fällen nicht möglich, weil sie das Erkenntnisziel zunichtemachen würde. Berufsethische Richtlinien sehen für solche Fälle u. a. vor, dass Täuschungen gerechtfertigt und so früh wie möglich aufgeklärt werden müssen.

Auch in der nicht-medizinischen Forschung ist die Begutachtung von Forschungsprojekten durch Ethikkommissionen mittlerweile weit verbreitet, nicht zuletzt, weil viele Förderinstitutionen wie etwa die EU oder private Stiftungen ein positives Votum verlangen. Die Organisation der nicht-medizinischen Ethikkommissionen erfolgt zumeist über Fachgesellschaften. So bietet beispielsweise die Deutsche Gesellschaft für Psychologie eine Begutachtung von Forschungsanträgen in Zusammenarbeit mit dem Zentrum für wissenschaftlich-psychologische Dienstleistungen (DGPs) der TransMIT GmbH an.

6.5 Fazit

Das eingangs geschilderte „Tusgekee Experiment" stellt nur einen der Fälle dar, in denen Forschung am Menschen zu einem „moralischen und ethischen Alptraum" wurde. Die Geschichte speziell der Medizin, aber auch der Psychologie kennt leider viele solcher Fälle (Heinrichs, 2006, Kap. 1). Seit dem letzten Drittel des 20. Jahrhunderts hat sich ein differenziertes und robustes ethisches Rahmenwerk für eine ethisch vertretbare Forschung mit Menschen herausgebildet, das heute als allgemein anerkannt gelten kann. Dieses Rahmenwerk baut auf dem Prinzip der Anerkennung der Autonomie, dem Nichtschadensprinzip und dem Gerechtigkeitsprinzip auf und konkretisiert diese zu den Anforderungen der informierten Einwilligung, der Risiko-Nutzen-Analyse sowie der gerechten Proband*innenauswahl. In der Forschungspraxis kann es durchaus herausfordernd sein, diese Anforderungen angemessen umzusetzen. Es bildet eine integrale Aufgabe für Forschende, sich dieser Herausforderung – neben der Aufgabe des wissenschaftlichen Studiendesigns – zu stellen. Gute Forschung am Menschen muss sowohl wissenschaftlichen als auch ethischen Standards genügen.

6.6 Einschlägige Guidelines

Die Forschung am Menschen ist in vielen Ländern ganz oder teilweise gesetzlich geregelt. Die Schweiz ist eines der wenigen Länder der Welt, die über ein umfassendes Gesetz jede Form der Forschung am Menschen regulieren (https://kofam.ch/de). In Deutschland hingegen sind nur die Arzneimittelforschung und die Medizinproduktforschung durch spezielle Gesetze geregelt (Arzneimittelgesetz (AMG) und Medizinproduktegesetz (MPG)). Diese setzen teilweise EU-Recht in nationales Recht um (Verordnung 2017/745 über Medizinprodukte). Jenseits der gesetzlichen Regelungen gibt es eine Vielzahl einschlägiger Dokumente und Richtlinien, von denen hier nur zwei erwähnt werden sollen.

Für die Medizin stellt die oben bereits erwähnte „Declaration of Helsinki" die maßgebliche Richtlinie dar. Sie wurde von der *World Medical Association* (WMA) erstmals im Jahr 1964 in Helsinki (daher der Name) verabschiedet und seither mehrfach, teilweise grundlegend überarbeitet. Die letzte Fassung stammt aus dem Jahr 2024 und wurde von der 75. Generalversammlung der WMA erneut in Helsinki verabschiedet. Die „Declaration of Helsinki" gliedert sich in 37 Paragraphen. Der Aufbau folgt dabei nicht den oben skizzierten drei Prinzipien bzw. Anforderungen des „Belmont Report", beruht aber auf vergleichbaren ethischen Erwägungen. Insbesondere spielen die freie und informierte Einwilligung (WMA, 2024, Nr. 25–32) sowie die Risiko-Nutzen-Analyse (WMA, 2024, Nr. 16–18) eine zentrale Rolle. Zudem wird auf den besonderen Schutzbedarf vulnerabler Gruppen verwiesen (WMA, 2024, Nr. 19–20).

Der Berufsverband Deutscher Psychologinnen und Psychologen e. V. hat zusammen mit der Deutschen Gesellschaft für Psychologie e. V. im Jahr 2022 „Berufsethische Richtlinien" verabschiedet, die Abschnitte zum Thema „Forschung mit

Menschen" beinhalten. Auch hier nimmt die Anforderung der informierten Einwilligung eine zentrale Stellung ein (Abs. 7.3 (3)-(6)). Wie oben bereits erwähnt wird speziell auf das Problem der Täuschung sowie das Zurückhalten von Informationen in psychologischer Forschung fokussiert (Abs. 7.3 (8), (9)). Ebenso werden Anreize zur Teilnahme an Forschungsvorhaben thematisiert (Abs. 7.3 (7)).

Zitierte Dokumente und Gesetze

Allgemeine Erklärung der Menschenrechte (AEMR). https://www.un.org/depts/german/menschenrechte/aemr.pdf

Charta der Grundrechte der Europäischen Union (GRC). https://eur-lex.europa.eu/legal-content/DE/TXT/PDF/?uri=CELEX:12012P/TXT

World Medical Association (WMA). (1964). Declaration of Helsinki. https://www.wma.net/wp-content/uploads/2018/07/DoH-Jun1964.pdf

World Medical Association (WMA). (1975). Declaration of Helsinki. https://www.wma.net/wp-content/uploads/2018/07/DoH-Oct1975.pdf

World Medical Association (WMA). (2024). Declaration of Helsinki. https://www.wma.net/policies-post/wma-declaration-of-helsinki/

Gesetz über den Verkehr mit Arzneimitteln (Arzneimittelgesetz (AMG)). https://www.gesetze-im-internet.de/amg_1976/

Gesetz über Medizinprodukte (Medizinproduktegesetz (MPG)). https://www.gesetze-im-internet.de/mpg/

Grundgesetz für die Bundesrepublik Deutschland (GG). https://www.gesetze-im-internet.de/gg/

Nuremberg Code. https://encyclopedia.ushmm.org/content/en/article/the-nuremberg-code

Verordnung (EU) 2017/745 des Europäischen Parlaments und des Rates über Medizinprodukte. https://eur-lex.europa.eu/eli/reg/2017/745/oj

Literatur

Arbeitskreis Medizinischer Ethik-Kommissionen in der Bundesrepublik Deutschland. (o. J.). Geschichte der Forschungsethik. https://www.akek.de/geschichte-der-forschungsethik/

Beauchamp, T. L., & Childress, J. F. (2024). *Prinzipien der Bioethik*. Karl Alber.

Berufsverband Deutscher Psychologinnen und Psychologen e.V. und Deutsche Gesellschaft für Psychologie e. V. 2022. Berufsethische Richtlinien. https://www.dgps.de/die-dgps/aufgaben-und-ziele/berufsethische-richtlinien/. Zugegriffen am 05. Februar 2025.

Haney, C., Banks, W. C., & Zimbardo, P. G. (1973). Study of prisoners and guards in a simulated prison. *Naval Research Reviews, 9*, 1–17.

Heinrichs, B. (2006). *Forschung am Menschen. Elemente einer ethischen Theorie biomedizinischer Humanexperimente*. De Gruyter.

Heller, J. (1972). Syphilis Victims in U.S. Study Went Untreated for 40 Years. *New York Times*, 26. Juli.

Jonas, H. (1972). Philosophical Reflections On Human Experimentation. In P. A. Freund (Ed.), *Experimentation With Human Subjects*, (S. 1–31). George Allen & Unwin.

Jones, J. H. (1993). *Bad Blood. The Tuskegee Syphilis Experiment.* New and expanded edition. Free Press.

Lidz, C.W., Albert K., Appelbaum P., Dunn L.B., Overton E., & Pivovarova, E. (2015). Why is therapeutic misconception so prevalent? *Cambridge Quaterly of Healthcare Ethics, 24*(2), 231–41. https://doi.org/10.1017/S096318011400053X

Milgram, S. (1974). *Obedience to Authority. An Experiment View.* Harper & Row.

National Commission for the Protection of Human Subjects of Biomedical and Behavioral Research (1979). *The Belmont Report. Ethical Principles and Guidelines for the Protection of Human Subjects of Research.* DHEW Publication No. (OS) 78-0014. https://www.hhs.gov/ohrp/regulations-and-policy/belmont-report/index.html.

Smith, C. M. (2005). Origin and uses of primum non nocere--above all, do no harm! *Journal of Clinical Pharmacology, 45*(4), 371–377. https://doi.org/10.1177/0091270004273680

World Health Organization (2024). Number of clinical trials by year, country, WHO region and income group (1999–2024). https://www.who.int/observatories/global-observatory-on-health-research-and-development/monitoring/number-of-clinical-trials-by-year-country-who-region-and-income-group. Zugegriffen am 25. Februar 2025.

Forschung mit humanem biologischem Material

7

Inhaltsverzeichnis

7.1 Hintergrund

Es war eher unwahrscheinlich, dass Henrietta Lacks (geb. Loretta Pleasant) berühmt werden würde. Sie wurde am 1. August 1920 in der Stadt Roanoke im US-Bundesstaat Virginia als neuntes von zehn Kindern in eine afroamerikanische Familie geboren (zum Folgenden vgl. Skloot, 2010). Ihr Vater war bei der Eisenbahn beschäftigt, ihre Mutter starb bei der Geburt eines weiteren Kindes. Die Familie lebte in ärmlichen Verhältnissen. Nach dem Tode der Mutter zog der Vater mit seinen Kindern nach Clover, Virginia, um dort auf der Tabakplantage der großelterlichen Familie zu arbeiten. Mit 14 Jahren brachte Henrietta ihr erstes Kind zur Welt. Der Vater war ihr Cousin David, der ebenfalls auf der Tabakplantage lebte und arbeitete. Nach einigen Jahren siedelte er zunächst allein nach Maryland um, wohin ihm seine Frau und die Kinder später folgten. Insgesamt sollte das Paar, das im Jahr 1941 heiratete, fünf Kinder haben.

Am 29. Januar 1951 wurde Henrietta Lacks im Johns Hopkins Hospital in Baltimore vorstellig – eine der wenigen Kliniken der Region, die in den 1950er-Jahren Afroamerikaner behandelten. Dorthin hatte ihr Hausarzt sie wegen starker unregelmäßiger Unterleibsblutungen überwiesen. Ein Test auf eine Syphiliserkrankung, die

J.-H. Heinrichs, B. Heinrichs, *Verantwortungsvolle Forschung*,
https://doi.org/10.1007/978-3-662-72839-0_7

er zunächst als Ursache vermutet hatte, war negativ ausgefallen. Der Gynäkologe Howard W. Jones stellte bei Henrietta Lacks eine Geschwulst an der Gebärmutter fest und entnahm eine Gewebeprobe, um sie untersuchen zu lassen. Da sich herausstellte, dass es sich um einen bösartigen Tumor handelte, wurde eine Strahlentherapie eingeleitet. Während der Behandlung wurden weitere Gewebeproben entnommen und an den Zellbiologen George Otto Gey übergeben, der ebenfalls am Johns Hopkins Hospital arbeitete. Die Behandlung erwies sich als nicht erfolgreich. Henrietta Lacks verstarb am 4. Oktober 1951.

Gey forschte mit einem kleinen Team, zu dem seine Frau Margaret gehörte, bereits seit langem an der Etablierung einer immortalisierten menschlichen Zelllinie. Er isolierte Zellen aus dem Tumorgewebe von Henrietta Lacks und brachte sie in Kultur. Eine dieser Zellen teilte sich besonders schnell und starb auch nach vielfacher Zellteilung nicht ab. Das Forschungsteam erkannte das Potenzial und etablierte eine humane Zelllinie. Zur anonymisierten Kennzeichnung der Zelllinie verwendete es die Initialen der Spenderin – HeLa.

Bis heute werden HeLa-Zellen in der Forschung verwendet. Die Literaturdatenbank PubMed verzeichnet am Stichtag 6. Februar 2025 zum Suchbegriff „HeLa OR HeLa cell OR HeLa cells" insgesamt 126.979 Treffer, wovon 15.393 allein auf die letzten fünf Jahre entfallen. Außerdem fanden bereits bei vier Forschungsarbeiten, die mit einem Nobelpreis geehrt wurden, HeLa-Zellen Verwendung. Für ihr Buch über Henrietta Lacks, das auf der Bestsellerliste der *New York Times* stand, wählte die Autorin Rebecca Skloot im Jahr 2010 den Titel *The Immortal Life of Henrietta Lacks*. Durch die Etablierung der Zelllinie hat es Henrietta Lacks also zumindest nach ihrem Tod zu weltweiter Berühmtheit gebracht.

Auch im forschungsethischen Diskurs ist Henrietta Lacks bis heute präsent. Unbestritten ist, dass sie nie um eine Einwilligung zur Nutzung ihre Zellen ersucht wurde. Unbestritten ist ebenso, dass sie und ihre Familie lange Zeit nicht an dem Gewinn beteiligt wurden, der mit der HeLa-Zelllinie erzielt wurde. Im Jahr 2023 berichtete die BBC allerdings, dass es nach einer langen Auseinandersetzung zu einer Einigung zwischen der Familie und der Firma *Thermo Fisher Scientific* gekommen sei; Details wurden nicht genannt (Matza, 2023).

Es bleibt eine grundsätzliche Frage, ob ethische Gründe eine Einwilligung in die Nutzung sowie eine Beteiligung an Gewinnen erforderlich machen. Im Jahr 2013 sequenzierte das *European Molecular Biology Laboratory* (EMBL) das Genom eines Stammes der HeLa-Zellen und veröffentlichte die Ergebnisse in einer frei zugänglichen Datenbank (Landry et al., 2012). Dies zog Kritik nach sich und warf einmal mehr die Frage nach den ethischen Grundsätzen auf, die für Forschung mit humanem biologischem Material gelten sollten. Zwar hatten das EMBL-Team keine ethischen oder rechtlichen Regeln gebrochen. Dennoch stellte sich die Frage, ob durch die Veröffentlichung der Daten nicht fundamentale Persönlichkeitsrechte der Lacks-Familie verletzt worden waren. In einem Beitrag für die *New York Times* machte Rebecca Skloot (2010) auf diesen Punkt aufmerksam und zitierte die Enkelin von Henrietta Lacks, Jeri Lacks-Whye, mit den Worten: „It shouldn't have been published without our consent." Das Forschungsteam zog daraufhin die Daten zunächst zurück und kontaktierte die Familie, wobei zwei Wissenschaftler*innen der Stanford University als Berater*innen beteiligt waren (Greely und Cho, 2013). Eine ähnliche Veröffentlichung eines anderen Forschungsteams um Jay Shendure, die von den US-amerikanischen *National Institutes of Health* (NIH) gefördert worden war, wurde zunächst gestoppt. Schließlich kam es zwischen der Familie Lacks und den NIH zu einer Einigung, an der der damalige Direktor der NIH, Francis Collins, maßgeblich beteiligt war (Callaway, 2013). Unter anderem wurde die Einrichtung einer Kommission vereinbart, in der Mitglieder der Familie Lacks vertreten sein sollten. Diese Kommission sollte in Zukunft über etwaige Veröffentlichungen entscheiden. Greely und Cho begrüßten diese Entscheidungen, wiesen aber drauf hin, dass man in Zukunft nicht für jeden Datensatz, der aus humanem biologischem Material gewonnen worden sei, eine Kommission einrichten könne. Vielmehr gelte es, ein neues Verständnis zwischen Forschenden und Proband*innen zu erzielen, die biologisches Material spenden (Greely und Cho, 2013).

7.2 Ethische Prinzipien

Wie bei der Forschung mit Menschen so ist auch bei der Forschung mit humanem biologischem Material das Prinzip der Achtung der Autonomie einschlägig (Beauchamp und Childress, 2024, Kap. 4). Der Schutz der Autonomie ist nämlich weit zu fassen und bezieht sich auch auf den Umgang mit Informationen, die eine Person betreffen. Bereits im Jahr 1983 hat das Bundesverfassungsgericht – allerdings bezogen auf die Frage der Datenerhebung und -verarbeitung im Kontext einer Volkszählung – den Begriff der informationellen Selbstbestimmung geprägt und dazu ausgeführt:

> „Individuelle Selbstbestimmung setzt aber – auch unter den Bedingungen moderner Informationsverarbeitungstechnologien – voraus, daß dem Einzelnen Entscheidungsfreiheit über vorzunehmende oder zu unterlassende Handlungen einschließlich der Möglichkeit gegeben ist, sich auch entsprechend dieser Entscheidung tatsächlich zu verhalten. Wer nicht mit hinreichender Sicherheit überschauen kann, welche ihn betreffende Informationen in bestimmten Bereichen seiner sozialen Umwelt bekannt sind, und wer das Wissen möglicher Kommunikationspartner nicht einigermaßen abzuschätzen vermag, kann in seiner Freiheit wesentlich gehemmt werden, aus eigener Selbstbestimmung zu planen oder zu entscheiden. Mit dem Recht auf informationelle Selbstbestimmung wären eine Gesellschaftsordnung und eine diese ermöglichende Rechtsordnung nicht vereinbar, in der Bürger nicht mehr wissen können, wer was wann und bei welcher Gelegenheit über sie weiß". (Bundesverfassungsgericht, 1983, Rn. 146)

Genomische Daten enthalten vielfältige Informationen über eine Person, die teilweise höchst intimer Natur sein können, wie etwa Informationen zu Erkrankungen oder Erkrankungsrisiken. Informationelle Selbstbestimmung betrifft daher auch den Schutz genomischer Daten.

Ein weiteres, ebenfalls im Kontext der Forschung mit Menschen bereits angesprochenes Prinzip betrifft die gerechte Verteilung von Nutzen und Lasten (Beauchamp und Childress, 2024, Kap. 7). Ein Vorwurf, der im Zusammenhang mit der Verwendung von HeLa-Zellen immer wieder erhoben wurde, lautet, dass die Familie von der Zelllinie nie profitiert habe – anders als die Firmen, die sie kommerziell vertreiben. Allerdings betreiben Forschende und Firmen in der Regel erheblichen Aufwand, bevor humanes biologisches Material verwendet werden kann, woraus sich ein Anspruch begründen lässt.

Auch das Nichtschadensprinzip kann mit Blick auf humanbiologisches Material relevant sein (Beauchamp und Childress, 2024, Kap. 5). Denn die Nutzung von biologischem Material setzt zumeist einen Eingriff in den menschlichen Körper voraus, was mit einer Verletzung der körperlichen Integrität verbunden ist und gesundheitliche Risiken beinhalten kann. Eine sehr viel größere Bedeutung gewinnt das Nichtschadensprinzip indes, wenn es um sehr spezielle Arten von humanbiologischem Material geht, nämlich humane embryonale Stammzellen (hES-Zellen), da für ihre Nutzung die Zerstörung von menschlichem Leben in einem sehr frühen Entwicklungsstadium erforderlich ist.

Eine neue Kontroverse könnte sich durch die Nutzung sogenannter Organoide ergeben. Als Organoide bezeichnet man eine künstlich geschaffene biologische Struktur, die relevante Eigenschaften eines Organs nachbildet. Ein Zielorgan kann dabei das Gehirn sein. Man spricht dann von zerebralen Organoiden oder auch Hirnorganoiden. Unklar ist, ob Hirnorganoide womöglich Formen von Empfindungsfähigkeit bzw. phänomenalem Bewusstsein entwickeln können. Wäre das der Fall, würde sich wiederum die Frage stellen, ob das Nichtschadensprinzip einschlägig sein könnte. Zudem muss geklärt werden, welcher Stellenwert dem sogenannten Vorsorgeprinzip (*precautionary principle*) zukommt. Darunter versteht man, grob gesprochen, den Grundsatz, dass man sich unter Bedingungen ethischer Unsicherheit für Handlungsweisen entscheiden sollte, die mögliche Schädigungen vermeiden (s. Kap. 9, Stichwort „Vorsorgeprinzip"). Angewendet auf Hirnorganoide bedeutet dies konkret: Solange unklar ist, ob bzw. ab welchem Entwicklungsstadium ein solches Gebilde Schmerz empfinden kann, sollte man die Herstellung und Verwendung unterlassen. Ein solches Vorgehen würde Forschungsoptionen indes erheblich einschränken.

7.3 Anforderungen an Forschung mit humanbiologischem Material

Die allgemeinen ethischen Prinzipien – Anerkennung der Autonomie von Personen, Nichtschaden, Fürsorge, Gerechtigkeit (Beauchamp und Childress, 2024) – müssen für die Forschung mit humanbiologischem Material konkretisiert und auf diese Weise für die Forschungspraxis operabel gemacht werden (ZEKO, 2003a). Eine zentrale Rolle spielen dabei Verfahren zur Anonymisierung bzw. Pseudonymisierung von Daten. Für die Spende von humanbiologischem Material müssen zudem Einwilligungsverfahren implementiert werden, die der potenziell langen und oft unvorhersehbaren Nutzung von Proben angemessen Rechnung tragen. Natürlich gilt es auch, etwaige gesundheitliche Risiken für Spender*innen zu minimieren. Spezielle Überlegungen müssen angestellt werden, welche Anforderungen sich für die Forschung mit hES-Zellen und iPS-Zellen (vgl. unten, *Umgang mit hES-Zellen, iPS-Zellen und künstlichen Gameten*) sowie mit Organoiden aus den allgemeinen Prinzipien ergeben.

Anonymisierung und Pseudonymisierung von genomischen Daten

Bereits Greely und Cho (2013) hatten in ihrem Kommentar zur Veröffentlichung des Genoms der HeLa-Zellen bemerkt, dass genomische Daten nicht mehr anonym seien. Tatsächlich gibt es mittlerweile zahlreiche Studien, die die Re-Identifizierbarkeit und Unterscheidbarkeit von genomischen Daten belegen (für einen Überblick vgl. Shabani und Marelli, 2019). Allerdings hängt die Re-Identifizierbarkeit in der Regel von zahlreichen Faktoren ab (Shabani und Marelli, 2019). Klar ist jedenfalls, dass sich dadurch die Anforderungen, die sich aus dem Prinzip der Achtung vor der Autonomie bzw. dem Recht auf informationelle Selbstbestimmung ergeben, verschärfen. Denn solange man davon ausgehen konnte, dass sich Informationen aus biologischem Material unter keinen Umständen auf eine individuelle Person rückbeziehen ließen, war die informationelle Selbstbestimmung nicht oder zumindest nur peripher berührt. Natürlich war es auch unter diesen Umständen eine Frage der persönlichen Autonomie, ob eine Person biologisches Material zu Forschungszwecken freigeben wollte oder nicht, und eine entsprechende Einwilligung erforderlich. Seitdem eine Re-Identifizierbarkeit zumindest möglich erscheint, steigen die Anforderungen an den Aufklärungs- und Einwilligungsprozess indes erheblich.

Erschwert wird die Frage nach konkreten ethischen Anforderungen für die Forschungspraxis dadurch, dass bereits unklar ist, was genau unter „Anonymisierung" und „Pseudonymisierung" von Daten zu verstehen ist. Den einschlägigen rechtlichen Hintergrund bildet in der Europäischen Union die „Datenschutz-Grundverordnung" (DSGVO), die seit dem 2016 unmittelbar geltendes EU-Recht in allen Mitgliedsstaaten ist, sowie das „Bundesdatenschutzgesetz" (BDSG), das die DSGVO seit 2018 ergänzt und teilweise konkretisiert. In Erwägungsgrund 26 zur DSGVO wird ausgeführt, dass die Vorschriften nicht für anonymisierte Daten gelten. Konkret heißt es dort:

> „[1]Die Grundsätze des Datenschutzes sollten für alle Informationen gelten, die sich auf eine identifizierte oder identifizierbare natürliche Person beziehen. [2]Einer Pseudonymisierung unterzogene personenbezogene Daten, die durch Heranziehung zusätzlicher Informationen einer natürlichen Person zugeordnet werden könnten, sollten als Informationen über eine identifizierbare natürliche Person betrachtet werden. [3]Um festzustellen, ob eine natürliche Person identifizierbar ist, sollten alle Mittel berücksichtigt werden, die von dem Verantwortlichen oder einer anderen Person nach allgemeinem Ermessen wahrscheinlich genutzt werden, um die natürliche Person direkt oder indirekt zu identifizieren, wie beispielsweise das Aussondern. [4]Bei der Feststellung, ob Mittel nach allgemeinem Ermessen wahrscheinlich zur Identifizierung der natürlichen Person genutzt werden, sollten alle objektiven Faktoren, wie die Kosten der Identifizierung und der dafür erforderliche Zeitaufwand, herangezogen werden, wobei die zum Zeitpunkt der Verarbeitung verfügbare Technologie und technologische Entwicklungen zu berücksichtigen sind. [5]Die Grundsätze des Datenschutzes sollten daher nicht für anonyme Informationen gelten, d. h. für Informationen, die sich nicht auf eine identifizierte oder identifizierbare natürliche Person beziehen, oder personenbezogene Daten, die in einer Weise anonymisiert worden sind, dass die betroffene Person nicht oder nicht mehr identifiziert werden kann. [6]Diese Verordnung betrifft somit

nicht die Verarbeitung solcher anonymer Daten, auch für statistische oder für Forschungszwecke“. (https://dsgvo-gesetz.de/erwaegungsgruende/nr-26/)

Die DSGVO enthält selbst allerdings keine Bestimmungen dazu, ab wann Daten als anonymisiert gelten dürfen. Grob gesprochen versteht man unter Anonymisierung ein Verfahren, das personenbezogene Daten so verändert, dass diese nicht oder nur mit unverhältnismäßig großem Aufwand einer bestimmten Person zugeordnet werden können. Unter Pseudonymisierung fasst man ein Verfahren, bei dem der Name einer Person (oder ein anderes Identifikationsmerkmal) durch ein Pseudonym ersetzt wird, und zwar mit dem Ziel, dass die Daten ohne Hinzuziehung zusätzlicher Informationen (die gesondert aufbewahrt werden müssen und technischen und organisatorischen Maßnahmen unterliegen) nicht mehr einer Person zugeordnet werden können (§ 46 Nr. 5 BDSG).

Die im Jahr 2013 von der Bundesregierung gegründete *Stiftung Datenschutz* hat gem. Art. 40 DSGVO Verhaltensregeln als „behördlich bestätigte Interpretationshilfe des Datenschutzgesetzes für die Praxis“ formuliert (Stiftung Datenschutz, o. J). In den beiden Dokumenten (Schwartmann et al., 2022a, b) werden im Detail Begriffe, Funktionen und Anforderungen der Anonymisierung erläutert. Forschende müssen sich heutzutage mit diesem Themenkomplex intensiv auseinandersetzen, um den ethischen und rechtlichen Anforderungen gerecht werden zu können.

Einwilligung und Risikominimierung

Unstreitig ist, dass genomische Daten gemäß DSGVO als „besondere Kategorie von Daten“ zählen, deren Verarbeitung in der Regel ohne ausdrückliche Einwilligung der betroffenen Person verboten ist (Art. 9). Die Bedingungen für die Einwilligung sind eigens in der DSGVO formuliert (Art. 7).

Dessen ungeachtet stellt sich die Frage, welche genaue Art von Einwilligung für die Nutzung von humanbiologischem Material angemessen ist, insbesondere wenn dieses Material in sogenannten Biobanken (Lanzerath et al., 2019) gespeichert ist und damit grundsätzlich eine längerfristige Nutzung möglich ist. Unterschieden werden vor allem zwei Modelle der Einwilligung, nämlich die breite Einwilligung (*broad consent*) und die dynamische Einwilligung (*dynamic consent*). Unter breiter Einwilligung versteht man eine Einwilligung, die einen Rahmen für künftige Forschungen bestimmter Art vorsieht. Zwar sieht die DSGVO vor, dass die Einwilligung „für einen oder mehrere festgelegte Zwecke“ (Art. 9 Abs. 2 Lit. a) erfolgen muss. Gleichzeitig wird in Erwägungsgrund 33 aber anerkannt, dass „der Zweck der Verarbeitung personenbezogener Daten für Zwecke der wissenschaftlichen Forschung zum Zeitpunkt der Erhebung der personenbezogenen Daten [oftmals] nicht vollständig angegeben werden [kann].“ Im Erwägungsgrund 33 heißt es weiter, dass es aus diesem Grund „betroffenen Personen erlaubt sein [sollte], ihre Einwilligung für bestimmte Bereiche wissenschaftlicher Forschung zu geben.“ Mithin wird die breite Einwilligung in der DSGVO ausdrücklich angesprochen, auch wenn damit das Prinzip der Zweckbindung der Einwilligung nicht grundsätzlich außer Kraft gesetzt werden soll. Tatsächlich ist dies am Konzept der breiten Einwilligung von ethischer Seite kritisiert worden. Als Alternative wurde das Konzept der dynamischen Einwilligung vorgeschlagen. Diese sieht vor, dass mithilfe moderner Kommunikationsformen die Einwilligung für jedes Forschungsprojekt erneuert wird (Steinsbekk et al., 2013). Ob bzw. wie dies in der Forschungspraxis umsetzbar ist, wird weiter diskutiert. Die Arbeitsgruppe *Consent* der Medizininformatik-Initiative (MII) hat einheitliche Einwilligungsdokumente vorgelegt, die weiterhin das Konzept der breiten Einwilligung zugrunde legen. Über Erfahrungen und Entwicklungen hat die Arbeitsgruppe unlängst im Rahmen eines Beitrags berichtet (Zenker et al., 2024). Sie blickt dort auch kurz auf mögliche zukünftige Entwicklungen, speziell auf eine gesetzlich geregelte Datenspende.

Für die Forschung höchst relevant ist im Übrigen auch die Verwendung von postmortal gewonnenem humanbiologischem Material (ZEKO 2003b). Hierbei sind unterschiedliche Konstellationen denkbar, etwa, dass zu Lebzeiten entnommenes Material postmortal genutzt werden soll oder dass die Entnahme erst nach dem Tod erfolgt (Spranger et al., 2022, III.2.a). Grundsätzlich gilt, dass eine Verwendung von solchem Material nur dann ethisch akzeptabel ist, wenn die verstorbene Person selbst zu Lebzeiten ihre Einwilligung gegeben hat. Möglich ist unter gewissen Bedingungen auch, dass der Totenfürsorgeberechtigte eine stellvertretende Einwilligung erteilt (Spranger et al., 2022, III.2.b).

Unabhängig von Fragen der Einwilligung gilt für die Gewinnung von humanbiologischem Material das Nichtschadensprinzip. Konkret bedeutet dies, dass Forschende sicherstellen müssen, dass gesundheitliche Risiken für Spender*innen minimiert werden und auch etwaige Belastungen bei der Implementierung von Forschungsprojekten mitbedacht werden müssen (Stroncek und England, 2015).

Gerechte Beteiligung

In einem Bericht zur Einigung zwischen der Familie Lacks und den NIH wird erwähnt, dass die Familie eine finanzielle Kompensation ins Spiel gebracht, die NIH dies aber zurückgewiesen habe (Callaway, 2013, S. 133). Das deutsche „Transfusionsgesetz" (TFG) sieht vor, dass Blutspenden unentgeltlich erfolgen sollen, der spendenden Person aber eine Aufwandsentschädigung gewährt werden kann (§ 10 TFG). In ähnlicher Weise enthält § 17 des „Transplantationsgesetzes" (TPG) ein Verbot für den Handel mit „Organen oder Geweben, die einer Heilbehandlung eines anderen zu dienen bestimmt sind" (§ 17 TPG). Entsprechend übernimmt beispielsweise die Deutsche Knochenmarkspenderdatei (DKMS) – eine gemeinnützige Organisation für Stammzellspenden – etwaige anfallende Kosten wie Reise- und Übernachtungskosten, Lohnausfall und Kinderbetreuung bei Stammzellspenden, die zur Behandlung von Leukämie genutzt werden, gewährt aber keine Bezahlung. Diesen Regelungen liegt der Gedanke zugrunde, dass der menschliche Körper bzw. Teile des menschlichen Körpers keine kommerziellen Waren sein sollten (Heinrichs, 2004). Damit eng verbunden ist die Frage der Patentierbarkeit, auf die hier allerdings nicht näher eingegangen wird (siehe dazu bspw. Werner, 2008).

Gleichwohl gibt es Bestrebungen, auch im Bereich der Forschung mit menschlichem biologischem Material Regelungen für einen gerechten Vorteilsausgleich (*benefit sharing*) zu finden. Eine mögliche Grundlage dafür bietet das „Nagoya Protocol on Access to Genetic Resources and the Fair and Equitable Sharing of Benefits Arising from their Utilization to the Convention on Biological Diversity", das seit 2014 in Kraft ist. Vor kurzem erst ist ein Ansatz für „benefit-sharing by design" für menschliche Genomforschung vorgeschlagen worden (Mc Cartney et al., 2024). Das Autor*innenteam diskutiert eine breite Palette von Beteiligungsformen sowohl monetärer als auch nicht-monetärer Art. Selbst wenn es auf absehbare Zeit vermutlich keine verbindlichen Regelungen geben wird, sollten Forschende überlegen, ob sie auf freiwilliger Basis entsprechende Elemente in ihren Forschungsprojekten implementieren.

Umgang mit hES-Zellen, iPS-Zellen und künstlichen Gameten

In Deutschland wie in vielen anderen Ländern ist die Diskussion um die ethische Vertretbarkeit der Gewinnung und Verwendung von hES-Zellen eine Zeit lang sehr intensiv geführt worden. Diese Zellen können aus einer Blastozyste gewonnen werden. Als Blastozyste bezeichnet man eine sehr frühe Phase der Embryonalentwicklung, die der menschliche Embryo am fünften Tag nach der Befruchtung durchläuft. In den späten 1990er- und in den 2000er-Jahren wurde eine kontroverse Debatte darüber geführt, ob bzw. unter welchen Bedingungen Forschung mit hES-Zellen ethisch vertretbar ist. Fraglich erscheint dies, weil unklar ist, ab wann die üblichen Schutzrechte für Menschen greifen. Kritiker*innen machen darauf aufmerksam, dass sich in der Embryonalentwicklung keine eindeutige, ethisch relevante Zäsur ausmachen lässt und gehen daher davon aus, dass die vollen oder zumindest sehr umfangreiche Schutzrechte bereits für die befruchtete Eizelle und nachfolgende Stadien wie die Blastozyste gelten. Da für die Gewinnung von hES-Zellen für die Forschung die Blastozyste zerstört werden muss, könnte dies gegen das Recht auf Nichtschaden bzw. das Recht auf Leben des Embryos verstoßen. Seit dem Jahr 2007 gibt es ein Verfahren, das es ermöglicht, humane somatische Zellen so umzuprogrammieren, dass sie wesentliche Eigenschaften von hES-Zellen aufweisen. Man bezeichnet solche Zellen als induzierte pluripotente Stammzellen (iPS-Zellen). Zwar haben iPS-Zellen die Kontroverse um die Nutzung von humanen embryonalen Stammzellen nicht völlig beigelegt, aber doch erheblich abgemildert.

Im Zentrum der ursprünglichen Debatte stand die Frage nach dem moralischen Status bzw. nach der Schutzwürdigkeit von Embryonen, wobei sich grob zwei Positionen gegenüberstanden: Während die eine Position die volle Schutzwürdigkeit des Embryos ab der Verschmelzung von Ei- und Samenzellen postuliert, ging die zweite Position von einer lediglich abgestuften Schutzwürdigkeit aus. Für die volle Schutzwürdigkeit wurden unterschiedliche Argumente vorgebracht, die häufig unter dem Begriff ‚SKIP-Argumente' zusammengefasst werden. Im Einzelnen handelte es sich um das Spezies-, das Kontinuums-, das Identitäts- und das Potenzialitätsargument (Damschen und Schönecker, 2003). Gemein ist diesen Argumenten, dass sie auf eine ethisch relevante Relation zwischen Embryo und geborener Person abzielen. Es ist weitgehend unstreitig, dass geborenen Menschen ein moralischer Status zukommt und sie daher um ihrer selbst willen schützenswert sind. Unklar ist, wann sie diesen Status erlangen. Die SKIP-Argumente schließen, vereinfacht gesagt, vom Status der geborenen Person auf den Embryo zurück und machen geltend, dass in ethischer Hinsicht keine relevante Zäsur vorliege. Die Überzeugungskraft jedes dieser Argumente bleibt indes umstritten.

Die deutsche Politik reagierte auf die Kontroverse mit dem „Stammzellgesetz" (StZG), das im Jahr 2002 in Kraft trat. Das Gesetz geht von einem generellen Verbot der Einfuhr und der Verwendung embryonaler Stammzellen aus (§ 4 Abs. 1 StZG), sieht allerdings genehmigungspflichtige Ausnahmen zu Forschungszwecken vor (§ 4 Abs. 2, § 6 StZG). Das Gesetz sieht zudem die Einrichtung einer Zentralen Ethikkommission für Stammzellenforschung vor (§ 8 StZG), der die Aufgabe (§ 9 StZG) zukommt zu prüfen, ob Forschungsprojekte ethisch vertretbar im Sinne des Gesetzes – d. h. hochrangig und alternativlos – (§ 5 StZG) sind und damit die Erlaubnis zur Einfuhr erhalten (siehe Abschn. 3.2). Durch einen Stichtag (§ 4 Abs. 2 StZG) sollte zudem sichergestellt werden, dass kein Anreiz zur Herstellung von Stammzellen im Ausland erzeugt wird. Der ursprüngliche Stichtag (1. Januar 2002) wurde im Jahr 2008 angepasst (1. Mai 2007). Die Frage, ob diese gesetzliche Regelung zu permissiv oder zu restriktiv sei, hielt teilweise an. Das Gesetz bildet nach wie vor die rechtliche Grundlage für die Stammzellforschung in Deutschland.

Im Jahr 2007 gelang es zwei Forschungsteams unabhängig voneinander, Haut- bzw. Bindegewebszellen in Stammzellen zu reprogrammieren (Takahashi et al., 2007; Yu et al. 2007). Die gewonnenen Zellen bezeichnet man als induzierte pluripotente Stammzellen (iPS-Zellen). Man erhoffte sich, durch diese Entwicklung auf die Gewinnung von hES-Zellen aus Embryonen und damit auf deren Zerstörung weitgehend verzichten zu können. Allerdings können iPS-Zellen hES-Zellen nur teilweise ersetzen. Zudem zeigte sich in folgenden Studien, dass sich aus iPS-Zellen der Maus mithilfe eines Verfahrens, das tetraploide Embryo-Komplementierung heißt, vollständige Organismen entwickeln lassen (Boland et al., 2009), was die ethische Debatte erneut anfachte (Deutscher Ethikrat, 2014). Im Jahr 2016 konnte ein Forschungsteam dann im Mausmodell aus Bindegewebszellen befruchtungsfähige Eizellen (Gameten) entwickeln, was die Möglichkeit der Erzeugung von Embryonen aus Stammzellen eröffnet (Hikabe et al., 2016). Die ethischen Implikationen dieser neueren Entwicklungen, vor allem die damit einhergehenden Reproduktionsmöglichkeiten, werden weiter diskutiert (Villalba, 2024, zur neueren Entwicklung vgl. auch die Beiträge in Zenke et al., 2018). Einen weiteren Schritt stellt die Erzeugung von synthetischen humanen Embryonen dar, über die erstmals 2023 in zwei Preprints berichtet wurde, wie die Fachzeitschrift *Nature* in ihrer Rubrik „News in focus" mitteilte (Ball, 2023).

Selbst wenn man davon ausgeht, dass sich mit der Nutzung von iPS-Zellen keine grundlegenden ethischen Fragen stellen – im Unterschied zur Forschung mit hES-Zellen –, so gibt es dennoch zahlreiche Einzelfragen, die es zu berücksichtigen gilt. Vasilija Rolfes, Uta Bittner und Heiner Fangerau machen etwa geltend, dass Risiken der klinischen Nutzung von hiPS-Zellen sorgfältig geprüft, Eigentumsfragen und Fragen einer gerechten Ressourcenverteilung geklärt sowie Fragen der Zufallsbefundung diskutiert werden müssen. Vor allem mahnen sie an, dass „eine verantwortungsvolle Forschung gegenüber den Zellspendern/Zellspenderinnen und zukünftigen Patienten/Patientinnen" gewährleistet sein müsse (Rolfes et al., 2018, S. 173). Die Forschung mit hES-Zellen und iPS-Zellen bleibt damit weiterhin ein ethisch komplexes Thema. Forschende sollten sich der Herausforderungen bewusst sein und diese im Rahmen von Forschungsprojekten aktiv aufgreifen.

Umgang mit Organoiden

Als Organoid bezeichnet man ein dreidimensionales Zellkulturprodukt, das *in vitro* erzeugt wird, wobei derartige Gebilde oftmals mehrere Arten von organspezifischen Zellen beinhalten. Sie zeichnen sich vor allem dadurch aus, dass sie einige Organfunktionen reproduzieren können und im Vergleich zu herkömmlichen Zellmodellen stabilere genetische und phänotypische Merkmale aufweisen (Chen et al., 2022, S. 1). Ein besonderer Vorteil speziell von Hirnorganoiden (*brain organoids*) bzw. von humanen zerebralen Organoiden (*human cerebral organoids*, HCOs) wird darin gesehen, dass sie die Limitationen traditioneller 2D-Zellkulturen überwinden, die die komplexe Struktur des Hirngewebes nicht simulieren und die komplexen Phänotypen neurologischer Erkrankungen nur schwer nachbilden können (Chen et al., 2022, S. 2).

Im Weiteren betont das Autor*innenteam den besonderen Vorteil von Hirnorganoiden:

> „The generation of brain organoid technology not only makes up for the shortcomings of traditional 2D cell culture that cannot simulate the complex structure of brain tissue and the in vivo microenvironment, and is difficult to reproduce the complex phenotypes of neurological diseases, but also breaks through the lack of human-specific genetic characteristics, brain regions, and functions, difficulties in comprehensively simulating the development of the human brain and the limitations of disease occurrence and development". (Chen et al., 2022, S. 2)

Fragen nach einem verantwortungsvollen Umgang mit HCOs werden kontrovers diskutiert. Im Zentrum stehen dabei Fähigkeiten, die HCOs haben oder in Zukunft vielleicht entwickeln könnten. Speziell stellt sich die Frage nach Schmerzempfinden, umfassenderer Empfindungsfähigkeit sowie (weiteren) Formen von Bewusstsein in HCOs (de Jongh et al., 2022). Müsste man davon ausgehen, dass HCOs über Empfindungsfähigkeit verfügen, dann würden sich u. a. die Herausforderung ergeben, Schmerzen in HCOs zu vermeiden, wie es in vergleichbarer Weise die Tierethik fordert (siehe Kap. 7). Wie belastbar Ähnlichkeitsannahmen sind, ist aktuell umstritten (Diner, 2023). Die *International Society for Stem Cell Research* (ISSCR) hat im Jahr 2021 „Guidelines for Stem Cell Research and Clinical Translation" vorgelegt, in denen u. a. die Forschung mit Organoiden thematisiert wird.

Kritiker*innen haben moniert, dass die ISSCR-Empfehlungen nicht auf zentrale ethische Bedenken eingehen und Bedenken hinsichtlich des moralischen Status von HCOs herunterspielen (Koplin, 2023). Neuere Ansätze versuchen, dem durch ein „mindful innovation framework" (Shlobin et al., 2024) zu begegnen. Ob dieser Ansatz sich durchsetzen wird, bleibt einstweilen abzuwarten. Für Forschende bedeutet dies, dass sie im Umgang mit HCOs aktuelle Entwicklungen im Blick behalten müssen, um auf ethische Bedenken angemessen reagieren und etwaige Vorgaben einhalten zu können.

7.4 Fazit

Der Bereich der Forschung mit humanem biologischem Material erweist sich als vielfältig und facettenreich. Während bei Biobanken das Selbstbestimmungsrecht von Spender*innen und, damit eng verbunden, Fragen der Anonymisierung besondere Bedeutung haben, geht es bei der Forschung mit hES-Zellen, iPS-Zellen und HCOs vor allem um Fragen des moralischen Status, d. h. darum, ob bzw. inwieweit diese Gebilde selbst schutzwürdig sind. Diese Fragen sind mit fundamentalen Fragen nach dem Beginn personalen Lebens sowie dem Wesen von Empfindungsfähigkeit und Bewusstsein verbunden. Es ist nicht zu erwarten, dass diese Fragen in naher Zukunft abschließend geklärt werden. Dennoch müssen sich Forschende ihnen stellen und ethisch begründete Positionen entwickeln, wenn sie mit dieser Art von humanem biologischem Material arbeiten.

7.5 Einschlägige Guidelines

Die *Zentrale Kommission zur Wahrung ethischer Grundsätze in der Medizin und ihren Grenzgebieten,* kurz: *Zentrale Ethik Kommission* oder ZEKO, ist ein von der Bundesärztekammer eingesetztes interdisziplinäres Beratungsgremium, das seit seiner Gründung im Jahr 1994 zahlreiche Stellungnahmen vorgelegt hat. Auch wenn die Stellungnahme „Die (Weiter-)Verwendung von menschlichen Körpermaterialien für Zwecke medizinischer Forschung" (ZEKO 2003a) sowie die Ergänzung „Die (Weiter-)Verwendung von menschlichen Körpermaterialien von Verstorbenen für Zwecke medizinischer Forschung" (ZEKO 2003b) bereits etwas älter sind, bieten sie nach wie vor einen sehr guten Überblick über medizinisch-naturwissenschaftliche, rechtliche und ethische Fragen rund um die Forschung mit humanem biologischem Material.

Die Richtlinien der *International Society for Stem Cell Research* tragen der internationalen Vielfalt kultureller, politischer, rechtlicher und ethischer Fragen im Zusammenhang mit der Stammzellenforschung und ihrer Anwendung in der Medizin Rechnung. Der sehr ausführliche Bericht thematisiert u. a. auch die Forschung mit Organoiden.

Beim Nagoya-Protokoll handelt es sich um ist ein internationales Umweltabkommen zur Umsetzung der Ziele der UN-Konvention über biologische Vielfalt. Es wurde am 29. Oktober 2010 in Nagoya auf der 10. Vertragsstaatenkonferenz der UN-Biodiversitätskonvention beschlossen und trat am 12. Oktober 2014 in Kraft. Es regelt vor allem den Zugang zu genetischen Ressourcen sowie die gerechte Aufteilung von Vorteilen, die sich aus deren Nutzung ergeben können.

Zitierte Dokumente und Gesetze

Bundesdatenschutzgesetz (BDSG). https://www.gesetze-im-internet.de/bdsg_2018/

Bundesverfassungsgericht. (1983). Urteil vom 15. Dezember 1983. Az. BvR 209/83. https://www.bundesverfassungsgericht.de/SharedDocs/Entscheidungen/DE/1983/12/rs19831215_1bvr020983.html (zugegriffen am 07. Februar 2025).

Gesetz zur Sicherstellung des Embryonenschutzes im Zusammenhang mit Einfuhr und Verwendung menschlicher embryonaler Stammzellen (Stammzellgesetz – StZG). https://www.gesetze-im-internet.de/stzg/

Verordnung (EU) 2016/679 des Europäischen Parlaments und des Rates vom 27. April 2016 zum Schutz natürlicher Personen bei der Verarbeitung personenbezogener Daten, zum freien Datenverkehr und zur Aufhebung der Richtlinie 95/46/EG (Datenschutz-Grundverordnung) https://eur-lex.europa.eu/eli/reg/2016/679/oj

Gesetz über die Spende, Entnahme und Übertragung von Organen und Geweben (Transplantationsgesetz (TPG)). https://www.gesetze-im-internet.de/tpg/

Gesetz zur Regelung des Transfusionswesens (Transfusionsgesetz (TFG)). https://www.gesetze-im-internet.de/tfg/

International Society for Stem Cell Research. (2021). Guidelines for Stem Cell Research and Clinical Translation. https://www.isscr.org/guidelines

Secretariat of the Convention on Biological Diversity. (2011). Nagoya protocol on access to genetic resources and the fair and equitable sharing of benefits arising from their utilization to the convention on biological diversity. Montreal. https://www.cbd.int/abs/doc/protocol/nagoya-protocol-en.pdf

Zentrale Kommission zur Wahrung ethischer Grundsätze in der Medizin und ihren Grenzgebieten bei der Bundesärztekammer (ZEKO). (2003a). Die (Weiter-)Verwendung von menschlichen Körpermaterialien für Zwecke medizinischer Forschung. https://www.zentrale-ethikkommission.de/fileadmin/user_upload/_old-files/downloads/pdf-Ordner/Zeko/Koerpermat-1.pdf

Zentrale Kommission zur Wahrung ethischer Grundsätze in der Medizin und ihren Grenzgebieten bei der Bundesärztekammer (ZEKO). (2003b). Erste Ergänzung Die (Weiter-)Verwendung von menschlichen Körpermaterialien von Verstorbenen für Zwecke medizinischer Forschung. https://www.zentrale-ethikkommission.de/fileadmin/user_upload/_old-files/downloads/pdf-Ordner/Zeko/Erste_Ergaenzung_Koerpermaterialien.pdf

Literatur

Ball, P. (2023). Most advanced synthetic human embryos yet spark controversy. *Nature, 618*(7966), 653–654. https://doi.org/10.1038/d41586-023-01992-0

Beauchamp, T. L., & Childress, J. F. (2024). *Prinzipien der Bioethik.* Karl Alber.

Boland, M. J., Hazen J. L., Nazor, K. L., Rodriguez, A. R., Gifford, W., Martin, G., Kupriyanov, S., & Baldwin, K. K. (2009). Adult mice generated from induced pluripotent stem cells. *Nature, 461*(7260), 91–94. https://doi.org/10.1038/nature08310

Callaway E. (2013). Deal done over HeLa cell line. *Nature, 500*(7461), 132–133. https://doi.org/10.1038/500132a

Chen, H., Jin, X., Li, T., & Ye, Z. (2022). Brain organoids: Establishment and application. *Front Cell Dev Biol., 10*, 1029873. https://doi.org/10.3389/fcell.2022.1029873

Damschen, G., & Schönecker, D. (Hrsg.) (2003). *Der moralische Status menschlicher Embryonen. Pro und contra Spezies-, Kontinuums-, Identitäts- und Potentialitätsargument.* De Gruyter.

de Jongh, D., Massey, E.K., the VANGUARD consortium et al. (2022). Organoids: a systematic review of ethical issues. *Stem Cell Res Ther, 13*, 337. https://doi.org/10.1186/s13287-022-02950-9

Deutscher Ethikrat (2014). *Stammzellforschung – Neue Herausforderungen für das Klonverbot und den Umgang mit artifiziell erzeugten Keimzellen? Ad-Hoc-Empfehlung.* https://www.ethikrat.org/fileadmin/Publikationen/Ad-hoc-Empfehlungen/deutsch/empfehlung-stammzellforschung.pdf

Diner, S. (2023). Potential Consciousness of Human Cerebral Organoids: on Similarity-Based Views in Precautionary Discourse. *Neuroethics, 16*, 23. https://doi.org/10.1007/s12152-023-09533-2

Greely H. T., & Cho M. K. (2013). The Henrietta Lacks legacy grows. *EMBO Reports, 14*(10), 849. https://doi.org/10.1038/embor.2013.148

Heinrichs, B. (2004). Pecunia (non) olet?: Bemerkungen zur Frage, ob man Eigentümer des eigenen Körpers ist und damit zugleich ein Recht zur Kommerzialisierung verbunden ist. *Zeitschrift für medizinische Ethik, 50*, 277–288. https://doi.org/10.14623/zfme.2004.3.277-288

Hikabe, O., Hamazaki, N., Nagamatsu, G. et al. (2016). Reconstitution in vitro of the entire cycle of the mouse female germ line. *Nature, 539*, 299–303. https://doi.org/10.1038/nature20104

Koplin, J. J. (2023). Response to the ISSCR guidelines on human–animal chimera research. *Bioethics, 37*, 192–198. https://doi.org/10.1111/bioe.13104

Landry J. J., Pyl, P. T., Rausch, T., Zichner, T., Tekkedil, M. M., Stütz, A. M., Jauch, A., Aiyar, R. S., Pau, G., Delhomme, N., Gagneur, J., Korbel, J. O., Huber, W., & Steinmetz, L. M. (2012). The genomic and transcriptomic landscape of a HeLa cell line. *G3: Genes Genomes Genetics, 3*(8), 1213–1324. https://doi.org/10.1534/g3.113.005777

Lanzerath, D., Illig, T., Bernemann, I., Hoppe, N., & Robienski, J. (2019). *Humanbiobanken.* Karl Alber. https://doi.org/10.23769/vka-2020-49037

Matza, M.(2023). Henrietta Lacks: Family of black woman whose cells were taken settle case. *BBC News*, 01. August. 2023. Abgerufen am 6. Februar 2025.

Mc Cartney, A. M., Scholz, A. H., Groussin, M., & Staunton, C. (2024). Benefit-Sharing by Design: A Call to Action for Human Genomics Research. *Annu Rev Genomics Hum Genet. 25*(1), 369–395. https://doi.org/10.1146/annurev-genom-021623-104241

Rolfes, V., Bittner, U., & Fangerau, H. (2018). Die bioethische Debatte um die Stammzellforschung: induzierte pluripotente Stammzellen zwischen Lösung und Problem? In S. Zenke et al. (Hrsg.), *Stammzellforschung. Aktuelle wissenschaftliche und gesellschaftliche Entwicklungen.* (S. 153–177). Nomos.

Schwartmann, R., Jaspers, A., Lepperhoff, N., & Weiß, S. (2022a). Grundsatzregeln für die Anonymisierung personenbezogener Daten. Prozessmanagement, Evaluation und Monitoring. https://stiftungdatenschutz.org/fileadmin/Redaktion/Dokumente/Anonymisierung_personenbezogener_Daten/SDS_Studie_Grundsatzregeln_Web_01.pdf

Schwartmann, R., Jaspers, A., Lepperhoff, N., & Weiß, S. (2022b). Praxisleitfaden zum Anonymisieren personenbezogener Daten Anforderungen, Einsatzklassen und Vorgehensmodell. https://stiftungdatenschutz.org/fileadmin/Redaktion/Dokumente/Anonymisierung_personenbezogener_Daten/SDS_Studie_Praxisleitfaden-Anonymisieren-Web_01.pdf

Shabani, M., & Marelli, L. (2019). Re-identifiability of genomic data and the GDPR: Assessing the re-identifiability of genomic data in light of the EU General Data Protection Regulation. *EMBO Reports, 20*(6), e48316. https://doi.org/10.15252/embr.201948316

Shlobin, N. A., Savulescu, J. & Baum, M. L. (2024). The ethical landscape of human brain organoids and a mindful innovation framework. *Nat Rev Bioeng, 2*, 785–796. https://doi.org/10.1038/s44222-024-00211-3

Skloot, R. (2010). *The Immortal Life of Henrietta Lacks*. Thorndike.

Spranger, T., Böse, M., Jansen, S. et al. (2022). Die postmortale Weiterverwendung von Körpersubstanzen zu Forschungszwecken. *MedR, 40*, 8–11. https://doi.org/10.1007/s00350-021-6076-7

Steinsbekk, K., Kåre Myskja, B., & Solberg, B. (2013). Broad consent versus dynamic consent in biobank research: Is passive participation an ethical problem?. *Eur J Hum Genet, 21*, 897–902. https://doi.org/10.1038/ejhg.2012.282

Stiftung Datenschutz (o. J.). Anonymisierung personenbezogener Daten. https://stiftungdatenschutz.org/praxisthemen/anonymisierung

Stroncek, D. F., & England, L. (2015). Protecting the health and safety of cell and tissue donors. *VOXS, 10*: 108–114. https://doi.org/10.1111/voxs.12150

Takahashi, K., Tanabe, K., Ohnuki, M., Narita, M., Ichisaka, T., Tomoda, K., & Yamanaka, S. (2007). Induction of Pluripotent Stem Cells from Adult Human Fibroblasts by Defined Factors. *Cell, 131*(4), 861–872. https://doi.org/10.1016/j.cell.2007.11.019

Villalba, A. (2024). Artificial Gametes and Human Reproduction in the 21st Century: An Ethical Analysis. *Reprod Sci, 31*(8), 2174–2183. https://doi.org/10.1007/s43032-024-01558-z

Werner, G. (2008). *Entnahme und Patentierung menschlicher Körpersubstanzen. Eine zivil- und patentrechtliche Beurteilung am Beispiel von menschlichen Antikörpern und Genen*. Mohr Siebeck.

Yu, J., Vodyanik, M. A., Smuga-Otto, K., Antosiewicz-Bourget, J., Frane, J. L., Tian, S., Nie, J., Jonsdottir, G. A., Ruotti, V., Stewart, R., Slukvin, I. I., & Thomson, J. A. (2007). Induced Pluripotent Stem Cell Lines Derived from Human Somatic Cells. *Science, 318*, 1917–1920.

Zenke, M., Marx-Stölting, L., & Schickl, H. (Hrsg.) (2018). *Stammzellforschung. Aktuelle wissenschaftliche und gesellschaftliche Entwicklungen*. Nomos.

Zenker, S., Strech, D., Jahns, R., Müller, G. , Prasser, F. , Schickhardt, C., Schmidt, G., Semler, S. C., Winkler, E., & Drepper, J.. (2024). National standardisierter Broad Consent in der Praxis: erste Erfahrungen, aktuelle Entwicklungen und kritische Betrachtungen. *Bundesgesundheitsblatt, 67*, 637–647 https://doi.org/10.1007/s00103-024-03878-6

Forschung mit nicht-menschlichen Tieren

8

Inhaltsverzeichnis

8.1 Hintergrund

Der Physiologe William Bayliss arbeitete in einem Umfeld und zu einer Zeit, als viele grundlegende biologische Prozesse noch wenig verstanden waren. Wie die meisten seiner Kolleg*innen erachtete er Experimente an lebenden Tieren als notwendig, um medizinische Fortschritte zu erzielen. Bayliss' Forschungsinteresse richtete sich insbesondere darauf, wie Speicheldrüsenfunktionen gesteuert werden. Im Rahmen seiner Arbeit und auf der Basis von Vivisektionen – das sind operative Eingriffe an lebenden Tieren – trug er maßgeblich zur Entdeckung der rhythmischen Muskelbewegung im Verdauungstrakt, der Peristalsis, und von chemischen Botenstoffen in der Organsteuerung, von seinem Kollegen Ernest Starling „Hormon" genannt, bei.

Im letztgenannten Kontext demonstrierte Bayliss 1903 vor einem Auditorium des University College London (UCL) an einem kleinen braunen Terrier den Effekt elektrischer Stimulation der Zungennerven der Speicheldrüsen. Seines Erachtens waren die Experimente unter dem „Cruelty to Animals Act" von 1876 hinreichend reguliert. Laut seiner späteren Aussage hatte er dafür Sorge getragen, dass der Hund unter Anästhesie stand und daher keinen Schmerz empfand.

J.-H. Heinrichs, B. Heinrichs, *Verantwortungsvolle Forschung*,
https://doi.org/10.1007/978-3-662-72839-0_8

In dieser Demonstration saßen allerdings Louise Lind-af-Hageby und Leisa Schartau und dokumentierten heimlich, dass der Hund – entgegen dem „Cruelty to Animals Act" – wiederholt operiert worden sei. Zudem behaupteten sie, die Prozedur sei ohne ausreichende Anästhesie vorgenommen worden. In ihrem Bericht schilderten sie, dass der Hund Schmerzen gehabt und unnötig gelitten habe. Den Bericht zeigten sie – zusammen mit anderen Aufzeichnungen zur Vivisektion – Stephen Coleridge, einem prominenten Anwalt und Sekretär der 1875 gegründeten *National Anti-Vivisection Society* (NAVS). Coleridge hielt daraufhin in der NAVS eine öffentliche Rede, in der er schwere Vorwürfe gegen die Forscher erhob, insbesondere gegen Bayliss. Diese Vorwürfe wurden in der britischen Presse weit verbreitet und führten teilweise zu öffentlicher Empörung gegen die medizinische Forschung an der UCL. Als Reaktion auf die Anschuldigungen wurde Coleridge von Bayliss wegen Verleumdung (*libel*) verklagt. Der Prozess fand im High Court of Justice in London statt und entwickelte sich schnell zu einer medialen Sensation. Das Gericht entschied zugunsten von Bayliss und sprach ihm eine Entschädigung von 2000 Pfund Sterling plus Prozesskosten zu – eine enorme Summe für die damalige Zeit. Das Urteil stärkte die Position der Wissenschaftler*innen, doch die öffentliche Empörung über Tierversuche ebbte nicht ab. Stattdessen führte es zu noch größerem Widerstand der Anti-Vivisektionist*innen, die die bis dahin so genannte Brown-Dog-Affäre weiter anheizten.

Nach dem Prozess verschärften sich die Spannungen zwischen Medizinstudierenden und Tierschützer*innen, was schließlich in den Brown Dog Riots (1907) gipfelte. Im Jahr zuvor errichteten Anti-Vivisektionist*innen eine Statue des „Brown Dog" im Latchmere Recreation Ground in Battersea, London. Die Inschrift der Statue endete mit der provokativen Frage: „Men and Women of England, how long shall these things be?" und prangerte die Wissenschaftler*innen des UCL direkt an. Medizinstudierende sahen dies als eine öffentliche Beleidigung ihrer Profession und richteten ihren Protest gezielt gegen die frisch aufgestellte Statue. Anfang Dezember 1907 marschierten die Studierenden zunächst durch London, um die Entfernung der Brown-Dog-Statue zu fordern. Sie griffen Polizist*innen an und machten sich daran, die Statue zu stürzen. Straßenkämpfe brachen aus, als die Polizei versuchte, die Menge unter Kontrolle zu bringen. Es kam zu Verhaftungen und Auseinandersetzungen mit sozialistischen Gruppen und Tierschutzaktivist*innen, die die Statue verteidigen wollten. Die Proteste hielten mehrere Tage an und verlagerten sich zu Demonstrationen in anderen Teilen Londons.

Nach mehreren Jahren wiederholter Proteste und durchgehender Bewachung der Statue entschied sich die Stadtverwaltung von Battersea 1910, die Brown-Dog-Statue heimlich zu entfernen, um weitere Konflikte zu verhindern. 1994 wurde eine neue Brown-Dog-Statue in Battersea aufgestellt – als Denkmal für den Tierschutz (zur Brown-Dog-Affäre vgl. Mason, 1997).

8.2 Ethische Prinzipien

Grundlagen

In breiten Teilen der Ethik gilt Leidensfähigkeit seit Jeremy Bentham als Grund für moralische Berücksichtigung bzw. Schutzansprüche:

> „It may come one day to be recognized, that the number of legs, the villosity of the skin, or the termination of the os sacrum, are reasons equally insufficient for abandoning a sensitive being to the same fate. What else is it that should trace the insuperable line? Is it the faculty of reason, or perhaps, the faculty for discourse? [...] the question is not, Can they reason? nor, Can they talk? but, Can they suffer?" (Bentham, 2009, 283, Fn).

Obwohl die Referenz auf das Leiden von Tieren als ethische Begründung eine weit verbreitete Position ist, liegen in der Debatte Alternativen vor. Positionen, die zu ähnlichen Ergebnissen gelangen, basieren etwa auf einer Mitleidsethik (Arthur Schopenhauer, Ursula Wolf) oder einem interessenbasierten Kalkül (Peter Singer). Positionen, die sehr viel radikalere als die im Weiteren diskutierten, aktuellen moralischen Standards fordern, legen hingegen oft eine Tierrechte-Begründung vor, nach der Tiere unantastbare Rechte auf Unversehrtheit haben (Regan, 1983).

Moralische Akteure sind also mindestens angehalten, leidensfähigen Wesen – und dazu zählen zahlreiche nicht-menschliche Tiere – kein Leid zu verursachen. Aus diesem einfachen Grund speist sich die wichtigste anerkannte und im Folgenden leitende Grundregel des moralischen Umgangs mit Tierversuchen, nämlich sie – wo immer möglich – zu ersetzen, zu verbessern und zu reduzieren. Dies ist als 3R-Prinzip bekannt: *Replacement, Refinement, Reduction* (Russell & Burch, 1959), das man als Spezifizierung des Nichtschadensprinzips verstehen kann.

Zugleich gelten Versuche mit Tieren, auch solche, die ihnen Leiden zufügen, oft als die einzige Möglichkeit, andere moralisch relevante Güter zu erlangen. Unter anderem lasse sich in einigen Fällen nur auf diese Weise weiteres Leiden – bei Menschen und Tieren – verhindern. Tierversuchskritiker*innen wenden dagegen ein, Tierversuche seien aufgrund der mangelnden Übertragbarkeit der gewonnenen Erkenntnisse auf den Menschen überwiegend nicht für den Erkenntnisgewinn geeignet und aufgrund alternativer Verfahren auch nicht erforderlich. Diese wissenschaftsmethodische Debatte kann hier nicht weiterverfolgt werden. Die tatsächliche Eignung und Erforderlichkeit spezifischer Tierversuche ist aber für die weitere ethische Analyse jedes einzelnen Forschungsprojekts aus einem einfachen Grund erheblich: Ob, in welchem Maß und in welcher Form Tierversuche in einem Forschungsprojekt betrieben werden sollen, ist immer eine Abwägungsfrage zwischen dem verursachten Leid und der Hochrangigkeit des jeweiligen Forschungsprojekts (s. Kap. 3), d. h. oft dem von der Eignung und Erforderlichkeit des Tierversuchs abhängigen potenziellen Nutzen.

Die ethische Abwägung von Tierversuchen muss berücksichtigen, dass sowohl das Ausmaß des Leidens und Schadens bei Tieren als auch der potenzielle wissenschaftliche oder medizinische Nutzen nicht einfach quantifizierbar sind. Beide Seiten unterliegen komplexen Formen von Gradualität, Unschärfe und interpretativer

Bewertung. So ist etwa nicht immer klar, ab welchem Punkt eine Reaktion auf einen Reiz als bewusstes Leiden und nicht nur als reflexhafte Nozizeption zu bewerten ist – die Grenzen verlaufen fließend. Auch der Nutzen eines Tierversuchs lässt sich häufig nicht objektiv bestimmen, da er von Annahmen über künftige Anwendbarkeit, Relevanz und moralischer Gewichtung abhängt.

Während es – im Gegensatz zu früheren Auffassungen – heute weitgehend anerkannt ist, dass viele Tiere tatsächlich leiden können, bleibt das genaue Ausmaß dieses Leidens Gegenstand interdisziplinärer Debatten in der Biologie, der Tierethik und der Philosophie des Geistes (Galert, 2005).

In den biologischen Diskussionen steht häufig die Frage im Vordergrund, ob bestimmte Spezies lediglich Nozizeption (die neuronale Reaktion auf schädliche Reize), Schmerzempfinden, bewussten Schmerz oder sogar emotionale Traumatisierung erfahren können. So gelten etwa einfache Organismen wie Fadenwürmer (*C. elegans*) oder Fruchtfliegen (*Drosophila*) aufgrund ihres rudimentären Nervensystems als weitgehend schmerzunempfindlich, weshalb ihr Einsatz in der Forschung als ethisch weniger problematisch gilt. Philosophisch wiederum wird darüber diskutiert, welche Arten von Interessen unterschiedlichen Tierarten zugesprochen werden können – beispielsweise die Fähigkeit, Wünsche, Pläne oder ein zukunftsgerichtetes Selbstverständnis zu entwickeln (Birch, 2017). Peter Singer argumentierte bereits 1975 in seinem Buch *Animal Liberation* (Singer, 1975), dass die Berücksichtigung tierischer Interessen auf der Grundlage der Leidensfähigkeit erfolgen sollte, unabhängig von kognitiven Fähigkeiten oder Spezieszugehörigkeit.

Eine Sonderstellung wird sowohl in der ethischen Debatte als auch in der rechtlichen Regelung nicht-menschlichen Primaten, insbesondere den großen Menschenaffen (Schimpansen, Bonobos, Gorillas und Orang-Utans) eingeräumt. Ihnen wird nicht nur eine ausgeprägte Leidensfähigkeit, sondern aufgrund ihrer hochentwickelten kognitiven, emotionalen und sozialen Fähigkeiten auch ein besonderer moralischer Status zugesprochen. Dieser moralische Status schlägt sich rechtlich in verschiedenen Staaten in besonders strengen Auflagen oder sogar einem vollständigen Verbot von invasiver Forschung nieder. In der Europäischen Union ist die Verwendung von Menschenaffen zu wissenschaftlichen Zwecken gemäß Richtlinie 2010/63/EU (Art. 8) grundsätzlich verboten. Auch ethische Erklärungen, wie die der „Great Ape Project"-Initiative (Cavalieri & Singer, 1993), fordern grundlegende Rechte für Menschenaffen, darunter das Recht auf Leben, Freiheit und Schutz vor Folter.

Rechtlicher Rahmen

Forschung mit Tieren ist mittlerweile eine in hohem Maße rechtlich geregelte Aktivität (Richtlinie 2010/63/EU, Tierschutzgesetz, Tierschutz-Versuchstierverordnung, vgl. Löwer & Spranger, 2016). Die EU-Richtlinie, die 2010 ihre veraltete Vorgängerin aus dem Jahr 1986 abgelöst hat, ist explizit dem 3R-Prinzip verpflichtet. Sie und ihr folgend das deutsche „Tierschutzgesetz" (TierSchG) sowie die konkretisierende

Verordnung (TierSchVersV) spannen einen engen Regelungsrahmen von der Gewinnung von Versuchstieren bis zu deren Lebensende auf.

Die deutschen und europäischen Gesetzgeber haben hohe Standards für die Transparenz und Verantwortung im gesamten Forschungsprozess mit Tieren gesetzt. Die rechtlichen Vorgaben betreffen sowohl die Planung als auch die Durchführung und Nachbereitung von Tierversuchen. Diese Pflichten lassen sich grob in zwei Verantwortungsbereiche gliedern: in solche, die primär in der Verantwortung der Forschenden selbst liegen, und in solche, die eher von unterstützendem Personal umgesetzt werden.

Forschende tragen die Hauptverantwortung für die wissenschaftliche und ethische Rechtfertigung des Einsatzes von Tieren. Zu ihren Aufgaben zählen insbesondere:

I) *Festlegung und Begründung des Versuchsdesigns*: Gemäß §§ 7–9 TierSchG sowie §§ 15–27 TierSchVersV müssen Forschende die Versuchsanordnung so gestalten, dass das 3R-Prinzip beachtet wird.

II) *Antragsstellung und Genehmigungsverfahren*: Der Einsatz von Tieren muss genehmigt werden (§ 8 TierSchG), einschließlich detaillierter Informationen über Zweck, Notwendigkeit, Art und Umfang des Eingriffs.

III) *Angabe des Versuchszwecks*: Tierversuche sind nur für gesetzlich zugelassene Zwecke erlaubt. Diese sind nach § 7a Abs. 1 TierSchG:
   1. Grundlagenforschung,
   2. sonstige Forschung mit einem der folgenden Ziele:
      a. Vorbeugung, Erkennung oder Behandlung von Krankheiten, Leiden, Körperschäden oder körperlichen Beschwerden bei Menschen oder Tieren,
      b. Erkennung oder Beeinflussung physiologischer Zustände oder Funktionen bei Menschen oder Tieren,
      c. Förderung des Wohlergehens von Tieren oder Verbesserung der Haltungsbedingungen von landwirtschaftlichen Nutztieren,
   3. Schutz der Umwelt im Interesse der Gesundheit oder des Wohlbefindens von Menschen oder Tieren,
   4. Entwicklung und Herstellung sowie Prüfung der Qualität, Wirksamkeit oder Unbedenklichkeit von Arzneimitteln, Lebensmitteln, Futtermitteln oder anderen Stoffen oder Produkten mit einem der in Nummer 2 Buchstabe a bis c oder Nummer 3 genannten Ziele,
   5. Prüfung von Stoffen oder Produkten auf ihre Wirksamkeit gegen tierische Schädlinge,
   6. Forschung im Hinblick auf die Erhaltung der Arten,
   7. Aus-, Fort- oder Weiterbildung und
   8. gerichtsmedizinische Untersuchungen.

IV) *Verantwortung für das Tierwohl im Versuch*: Forschende sind verantwortlich, Maßnahmen zu planen, die das Tierleid minimieren (§ 7 Abs. 1 Satz 2 Nr. 2 TierSchG), einschließlich der Auswahl geeigneter Narkose- und Analgesieverfahren.

V) *Dokumentation und Nachbereitung*: Nach der Durchführung müssen Ergebnisse, beobachtete Belastungen und ggf. Komplikationen dokumentiert werden (§ 9 Abs. 4 TierSchG).

Spezialisiertes, oft nicht selbst forschendes Fachpersonal – darunter Tierpfleger*innen, Tierärzt*innen, technische Mitarbeiter*innen sowie Tierschutzbeauftragte – ist für die praktische Umsetzung und Kontrolle der Haltungs-, Pflege- und Nachsorgemaßnahmen zuständig. Zu ihren Aufgaben gehören typischerweise:

I) *Zucht und Auswahl von Tieren bzw. Zugriff auf wildlebende Tiere*: Gemäß §§ 11a–c TierSchG darf die Haltung und Zucht nur mit entsprechender Genehmigung und Sachkunde erfolgen.
II) *Tiertransport und Unterbringung*: Anforderungen an den Transport, die Haltungsbedingungen und die regelmäßige Kontrolle der Tiere sind in § 2a und § 16 TierSchG geregelt.
III) *Pflege und Kontrolle während des Versuchs*: Tierpfleger*innen und Tierärzt*innen stellen sicher, dass Tiere unter artgerechten Bedingungen gehalten werden und gesundheitlich überwacht werden.
IV) *Versorgung nach der experimentellen Nutzung*: Nach Beendigung des Tierversuchs sind Maßnahmen gemäß § 28 TierSchVersV umzusetzen, wie z. B. eine medizinische Nachsorge, Wiederaussetzen oder – sofern notwendig – eine tierschutzgerechte Tötung.

Die entsprechenden Regelwerke formulieren detaillierte Vorgaben für die Qualifikation der Personen, die Versuchstiere halten (§ 8 Abs. 1 S. 2 Nr. 5 TierSchG), und jene, die Tierversuche anstellen (§ 8 Abs. 1 S. 2 Nr. 2 TierSchG). Sie enthalten zudem klare prozedurale Vorgaben dafür, ob und von wem Versuche gemeldet oder beantragt und nach welchen Regeln sie von welcher Stelle zu genehmigen sind.

Obwohl die gesetzlichen Vorgaben verhältnismäßig umfassend und streng sind, steht die Tierversuchspraktik dennoch beständig in der Kritik von außerhalb und von innerhalb der Wissenschaft, exemplarisch von Organisationen wie *Ärzte gegen Tierversuche*. Diese Kritik macht geltend, dass tierethische Bedenken durch das Einhalten des gesetzlichen Rahmens nicht hinreichend berücksichtigt und vielmehr weitere Erwägungen und Maßnahmen für einen moralisch vertretbaren Forschungsumgang mit Tieren erforderlich sind.

8.3 Anforderungen an Forschung mit Tieren

Welche Erwartungen an Forschende formuliert nun die Ethik über die rechtlich kodifizierten Vorgaben hinaus hinsichtlich des Umgangs mit Tieren? Die verantwortungsvolle Forschung mit Tieren beginnt durch frühe Einbeziehung moralischer Erwägungen in die Forschungsplanung. Man kann gerade im Design von Forschungsfrage und Methoden die Leitplanken dafür legen, dass der eigene Umgang mit Versuchstieren höchsten ethischen Standards entspricht. Vernachlässigt man hingegen moralische Erwägungen in der frühen Forschungskonzeption, vergibt man oft die Chance, die eigene Forschung mit Tieren moralisch zu gestalten. Bei der Planung von Forschungsprojekten kann das bereits oben erwähnte 3R-Prinzip weiterhin wegweisend sein.

Replace

Aus ethischer Perspektive sollten Tierversuche nur stattfinden, wenn sie erforderlich, d. h. nicht durch Alternativmethoden ersetzbar sind. Wenn dieselben Erkenntnisse durch andere Verfahren wie In-vitro-Verfahren an Zell-, Gewebe- oder Organmodellen oder In-silicio-Modellierungen erreicht werden können, ergeben sich für Tierversuche erhebliche Rechtfertigungshürden, und sie sollten durch Alternativmethoden ersetzt werden. In jüngster Zeit wird das Wort „*replacement*" leider auch für Formen von *refinement* und *reduction* verwendet (vgl. etwa Spielmann, 2016). Hier soll diese begriffliche Überschneidung vermieden werden und der Begriff sich nur auf die Verwendung von wissenschaftlichen Methoden und Verfahren beziehen, die ein Tierexperiment ersetzen, ohne selbst auf Tiere oder tierische Gewebe zurückzugreifen.

In der Forschungsplanung kann man also in den Fällen, in denen Alternativmethoden existieren, tierisches Leid schlicht durch Verwendung von Ersatzmethoden vermeiden. Die entsprechende Recherche wird inzwischen durch mehrere spezialisierte Werkzeuge erleichtert. Die Erforschung von Alternativmethoden ist nämlich mittlerweile ein etabliertes Feld, das von zahlreichen nationalen Zentren gefördert und dokumentiert wird. In Deutschland ist dies die *Zentralstelle zur Erfassung von Ersatz- und Ergänzungsmethoden* (ZEBET), in Europa das *European Union Reference Laboratory on Alternatives to Animal Testing* (EURL ECVAM), die jeweils Datenbanken betreiben, in denen Alternativmethoden und deren Eignung detailliert beschrieben sind.

Die Auswahl von Ersatzmethoden beinhaltet ihre eigenen wissenschaftlichen und ethischen Herausforderungen. Aus wissenschaftlicher Perspektive ist es beispielsweise oft erforderlich, mehrere Alternativmethoden als Ersatz eines einzigen Tierversuchs heranzuziehen, weil letzterer im Gegensatz zu ersteren mehrere unterschiedliche Gewebetypen und Interaktionen zwischen Geweben beinhaltet. Aus ethischer Perspektive ist die Auswahl der Alternativmethoden deshalb kompliziert, weil einige davon nur partielle Ersetzungen tierexperimenteller Verfahren bedeuten. Bei einigen Ersetzungen hingegen wird zwar nicht mehr mit lebenden Tieren experimentiert, dafür aber mit aus Tieren gewonnenen Geweben oder anderen biologischen Materialien, deren Gewinnung tierisches Leid oder die Tötung von Tieren beinhalten kann.

Aus ethischer Perspektive gilt es außerdem zu prüfen, wie weitreichend das Kriterium der Erforderlichkeit bzw. das Unersetzbarkeitskriterium ist. Dahinter stecken zwei Erwägungen. Einerseits kann man fragen, wie verhältnismäßig ein absoluter Verzicht auf Tierversuche ist, die vergleichsweise geringeres Leiden verursachen, wenn Alternativmethoden sehr aufwändig und teuer sind. Besonders kritisch ist diese Frage dann, wenn die Alternativmethoden selbst moralisch relevante Schäden verursachen, etwa erhebliche Klima- und Umweltbelastungen, wie es bei energieaufwändigen computationalen Verfahren der Fall sein kann. Solange man nicht wie die Tierrechtspositionen (Regan, 1983) davon ausgeht, dass Tiere ein individuelles Recht auf Leben und Unversehrtheit genießen, das nur zugunsten von mindestens ebenbürtigen Rechten etwa von anderen Tieren oder Menschen eingeschränkt werden kann, bleibt es denkbar, dass geringes Leid von Versuchstieren weniger schwer wiegt als die Schäden, die durch die Alternativen verursacht werden.

Andererseits können Tierversuche für eine bestimmte Erkenntnis zwar unverzichtbar, die Erkenntnis selbst aber von geringem Wert sein. Dies ist der Einwand, der bis zur 7. Änderung der Kosmetikrichtlinie im Jahr 2003 gegen die tierexperimentelle Erforschung weiterer kosmetische Wirkstoffe vorgebracht wurde. Selbst wenn Tierversuche für die Identifikation und Nutzbarmachung weiterer kosmetischer Inhaltsstoffe notwendig gewesen wären, so das Argument, sei die Identifikation und Nutzbarmachung gerade vor dem Hintergrund der Vielzahl bereits bekannter Stoffe eine triviale, vielleicht sogar eine frivole Erkenntnis, auf die es deshalb zu verzichten gelte. Damit stellt sich das scheinbar harte Kriterium der Unersetzbarkeit als offen für Abwägungsprozesse heraus.

Eine komplizierte ethische Abwägung ergibt sich vor dem Hintergrund der Argumentation für eine gesellschaftliche Pflicht zur medizinischen Forschung. Die schiere Existenz leidverursachender Erkrankungen bei Menschen generiert demnach eine kollektive gesellschaftliche Pflicht, Maßnahmen zur Therapie und Linderung von solchen Erkrankungen zu erforschen. Stellt man in Rechnung, dass die Ursache vergleichbaren tierischen Leidens nicht, wie die Existenz von Krankheiten, schlicht ein Zufall der Natur ist, sondern im Falle der Tierexperimente in der gesellschaftlichen Verantwortung liegt, dann scheint es eine noch stärkere Verpflichtung zu geben, lindernde oder besser leidvermeidende Methoden zu erforschen. Die Entwicklung von Alternativmethoden ginge demnach nicht über die moralischen Anforderungen an eine Gesellschaft hinaus, sondern wäre moralisch gefordert. Das impliziert zwar keine individuelle Pflicht für Forschende, sich dieser Forschungsrichtung anzuschließen, wohl aber die moralische Erwartung, solche Forschung nicht zu behindern, und, wo unter vertretbarem Aufwand möglich, zu befördern.

Reduce

Zahlreiche Hebel zur Reduktion von Tierversuchen liegen nicht in der Hand von Forschenden. Jene Hebel bestehen beispielsweise in der Harmonisierung von Gesetzen und Richtlinien sowie in der gegenseitigen Anerkennung von Laborprüfungen für Chemikalien und Pharmazeutika auf internationaler Ebene. Andere Möglichkeiten zur Reduktion liegen hingegen sehr wohl in der Hand von Forschenden und sind bereits in der frühen Planung von Forschungsprojekten bedienbar.

Zunächst liegt es dabei nahe, Tierversuche nur dann anzustellen, wenn die Ergebnisse nicht bereits hinreichend überprüft vorliegen. Ein effektives und einfaches Mittel zur Reduktion von Tierversuchen ist es nämlich, Dopplungen zu vermeiden.

Wenn bestimmte Stoffe schon an Tieren getestet sind, bestimmte Effekte bereits durch Tierversuche etabliert, dann scheint die Wiederholung derselben Versuche jenseits der überprüfenden Replikation verzichtbar. Dieses Mittel erfordert die Möglichkeit, zuvor etablierte Ergebnisse von Tierversuchen zu recherchieren. Die Zentralstelle zur Erfassung von Ersatz- und Ergänzungsmethoden bietet zwar auch hierfür eine Datenbank an, aber diese ist auf Ergebnisse aus Tierexperimenten in Deutschland beschränkt und enthält nur nicht-technische Beschreibungen. Vergleichbare internationale Datenbanken haben sich bislang nicht durchgesetzt. Die zuverlässigste, aber relativ aufwändige Methode, um etablierte Ergebnisse aus Tierversuchen zu identifizieren, ist die Recherche in den Methodenkapiteln einschlägiger Veröffentlichungen. Dabei sollte man in Rechnung stellen, dass ähnliche Tierversuche auch in Forschungsfeldern stattfinden können, die nicht im eigenen Fokus stehen und damit in Zeitschriften zu finden sind, die man normalerweise nicht konsultiert.

Daneben rangiert als Reduktionsoption die exakte Berechnung, wie viele Versuchstiere für belastbare Ergebnisse gebraucht werden, ganz weit vorn. Früher war es gängig, die Zahl der Versuchstiere an Üblichkeiten früherer Versuchsreihen auszurichten und eher großzügig zu rechnen. Das hat zu teilweise erheblichen Zahlen von Tieren geführt, die in Versuchen genutzt wurden und deren Verwendung für die Gewinnung belastbarer Ergebnisse nicht nötig war. Mittlerweile gibt es gut etablierte Verfahren, die es erlauben, die erforderliche Zahl an Tieren präzise zu berechnen (Charan & Kantharia, 2013).

Refine

Der größte Teil des Verbesserungspotenzials im Rahmen des *refinement* entzieht sich oft Experimentierenden, weil dieses Potenzial in der Verbesserung von „Transportbedingungen, Versorgung, Ernährung, Unterbringung, Bewegungs- und Betätigungsmöglichkeiten, Zuchtbedingungen und allgemeiner Behandlung" (Brandstetter et al., 2016, S. 181) verortet ist. Diese Aufgaben werden in vielen Fällen – insbesondere, um den rechtlichen Anforderungen genügen zu können – durch zentrale Einrichtungen in einer Forschungsinstitution übernommen.

Nichtsdestotrotz haben Forschende einen gewissen Einfluss darauf, welche Haltungsbedingungen in ihren Einrichtungen herrschen. Es gibt zwischen den gesetzlich erforderlichen Bedingungen und jenen, die den natürlichen Bedürfnissen der jeweiligen Tierarten entsprechen, erhebliche Unterschiede. Deshalb kann schon die informierte Mitsprache bei der Gestaltung von Versuchstiereinrichtungen tierisches Leid erheblich verringern.

Den größten Einfluss auf die Umsetzung der *Refinement*-Forderung haben Forschende in der Planung ihrer experimentellen Vorhaben. Dort kann eine ethisch aufmerksame und gegenüber herkömmlichen Vorgehensweisen kritische Herangehensweise erhebliches Leid verhindern.

Experimentplanung orientiert sich aus guten Gründen an Standardverfahren. Auf diese Weise kann man nicht nur Vergleichbarkeit mit anderen Studien, sondern auch

Reproduzierbarkeit über Labore hinweg sicherstellen. Im Fall der tierexperimentellen Verfahren führt das aber zugleich dazu, dass Verfahren aus tierethisch weniger sensiblen Epochen der Forschung schlicht übernommen werden. Exemplarisch dafür dürften festgefahrene Methoden von Belohnung und Bestrafung beim Training von Versuchstieren sein. Der etablierte Standard sieht als negativen Reiz leichte Elektroschocks und als positiven Reiz die Gabe von Wasser nach Deprivation vor. Beide Reize sind millionenfach genutzt worden und über viele Spezies hinweg verwendbar. Sie stellen aber keinesfalls die einzig möglichen Konditionierungsreize bzw. Belohnungs- und Bestrafungsverfahren dar und sicherlich nicht die am wenigsten belastenden. Positive Reize können beispielsweise auch durch für die jeweilige Tierart besonders attraktives Futter jenseits der normalen Nahrung gesetzt werden, negative durch Ausnutzung von spezifischen Irritationen, wie beispielsweise Luftstöße oder Licht. Mittlerweile gibt es eine Vielzahl von avancierten Konditionierungsverfahren, für die detaillierte Guidelines vorliegen (Schapiro et al., 2018).

Dasselbe gilt jenseits von Konditionierungsverfahren. Operationen oder Substanzgaben können durch Variation der Techniken und der eingesetzten Instrumente schmerzfreier gestaltet werden, Implantate können so gesetzt werden, dass sie alltägliche Aktivität und Körperpflege nicht behindern und möglicherweise sogar reversibel sind, die Wahl von Narkose und Sedierung kann mögliche Neben- und Nachwirkungen berücksichtigen, die Wahl des Beobachtungszeitpunktes kann Phasen des Leidens verkürzen etc. Diese Erwägungen lassen sich nur grob vereinheitlichen, weil sie von der jeweiligen Intervention abhängig sind. Grundsätzlich ist es aber sinnvoll, bei der Planung jeden Schritts im Umgang mit Tierversuchen zu überlegen, wie sich Leid (Schmerz, Stress, Angst etc.) möglichst vermeiden lässt.

Um dieses Potenzial der Verringerung tierischen Leids weiter auszuschöpfen, müssen Forschende sich in erster Linie über die Besonderheiten, die Anatomie und Physiologie, die Gewohnheiten und natürliche Umwelt der von ihnen verwendeten Tiere informieren. Das erforderliche Wissen zur Verringerung tierischen Leides wird oft über dasjenige hinausgehen, das für die reine Experimentpraxis erforderlich wäre. Der entsprechende Zusatzaufwand lohnt allein schon deshalb, weil Versuchstiere, die geringerem Stress ausgesetzt sind, oft eine bessere Laborpraxis erlauben und bessere Ergebnisse zeitigen – etwa schneller lernen. Er lohnt aber insbesondere aus moralischen Gründen.

Der letzte Schritt im *refinement* betrifft das weitere Schicksal von Versuchstieren am Ende der Experimente. Versuchstiere sind ganz überwiegend speziell für die Wissenschaft gezüchtet und unterscheiden sich allein schon durch die Züchtungspraxis und den Aufwuchs, teilweise aber auch genetisch von Wildtieren. Eine Freisetzung kommt kaum je in Betracht, denn weder sind Versuchstiere für die freie Wildbahn geeignet, noch will man genetische Varianten oder Laborsubstanzen oder -erreger in die Natur einbringen.

Damit ergibt sich übrigens das zusätzliche Problem des Umgangs mit Tieren, die zwar für die Forschung gezüchtet werden, aber den für die jeweiligen Versuche erforderlichen Phänotyp nicht exprimieren. Diese für die Forschung ungeeigneten Tiere werden nach gegenwärtiger Praxis getötet, ohne dass dem wenigstens der potenzielle Forschungsnutzen gegenübersteht. In Hessen haben deshalb die Vereinigungen *Ärzte gegen Tierversuche* und *Deutsche Juristische Gesellschaft für Tierschutzrecht e.V.* Strafanzeige gestellt. Sie argumentieren, dass die Tötung rein wirtschaftlichen Gründen folge und deshalb genauso zu bewerten sei wie das massenhafte Töten männlicher Küken in der kommerziellen Tierzucht. Dieses verstößt aber laut Urteil des Bundesverwaltungsgerichts vom 13.06.2019 (BVerwG 3 C 28.16) gegen das Tierschutzgesetz (vgl. aber Wagenknecht et al., 2023 zur Unvergleichbarkeit der Fälle).

Der Normalfall ist also, dass Versuchstiere in Gefangenschaft sterben, und das oft direkt nach oder gar aufgrund der Versuche, die an ihnen vorgenommen werden. In vielen Fällen ist ihr Tod noch Teil der experimentellen Praxis, weil ihre Gewebe auf die experimentellen Effekte hin untersucht werden. Der Tod von Versuchstieren wird gern als *endpoint* bezeichnet, den es human zu gestalten gilt. Dazu zählt insbesondere, vermeidbare Schmerzen entweder durch Schmerzlinderung oder eben durch möglichst schmerzfreies Töten des Tieres zu verhindern.

In jüngeren Diskussionen wird das 3R-Prinzip durch weitere Dimensionen zu ergänzen versucht. Insbesondere die Max-Planck-Gesellschaft hat es in ihrem White Paper „Tierversuche in der Max-Planck-Gesellschaft“ durch ein viertes Element: *responsibility* (Verantwortung) ergänzt. Dieses zusätzliche „R“ betont die ethische Verpflichtung der Forschenden, Tierversuche nicht nur technisch zu optimieren, sondern auch gesellschaftlich verantwortungsvoll zu gestalten.

8.4 Fazit

Die ethische Auseinandersetzung mit Tierversuchen bewegt sich in einem Spannungsfeld zwischen dem Schutz leidensfähiger Lebewesen und dem Streben nach wissenschaftlichen Erkenntnissen. Ausgehend von der moralisch zentralen Kategorie der Leidensfähigkeit fordert die Ethik, Tieren kein unnötiges Leid zuzufügen – ein Anspruch, der sich in der normativen Richtschnur der 3R (*replacement, reduction, refinement*) niederschlägt. Dieses 3R-Prinzip, rechtlich verankert und ethisch fundiert, bildet den Minimalkonsens eines verantwortungsvollen Umgangs mit Tieren in der Forschung. Es erfordert jedoch eine aktive und reflektierte Anwendung durch die Forschenden selbst, über formale Compliance hinaus. Dabei zeigt sich, dass moralisches Handeln nicht allein durch gesetzliche Normen garantiert wird, sondern auch durch frühzeitige ethische Sensibilität, informierte Entscheidungen und kontinuierliche Bemühungen zur Minimierung von tierischem Leid.

Zugleich bleibt jede Entscheidung für oder gegen einen Tierversuch ein komplexer Abwägungsprozess: zwischen dem Grad des zugefügten Leids, dem möglichen Nutzen für Mensch oder Tier und der Verfügbarkeit tragfähiger Alternativen. Diese Abwägung kann nur auf Grundlage sorgfältiger wissenschaftlicher, rechtlicher und ethischer Informationen erfolgen. Gerade weil sich die Grenzen tierischer Leidensfähigkeit nicht exakt bestimmen lassen und weil der Nutzen vieler Forschungsprojekte unsicher ist oder kontrovers bewertet wird, bedarf es einer Kultur der kritischen Reflexion, die nicht hinter gesetzliche Mindeststandards zurückfällt.

Die Erweiterung des 3R-Prinzips durch das vierte „R“ für *responsibility* greift diesen Gedanken auf: Sie erinnert daran, dass Tierversuche stets auch im Kontext gesellschaftlicher Verantwortung stehen – Verantwortung nicht nur für das Leben und Wohlergehen der Tiere, sondern auch für die ethische Qualität der Wissenschaft selbst. Wer forscht, trägt mit seinen Entscheidungen Mitverantwortung für die moralische Integrität dieser Praxis – und für deren kritische Weiterentwicklung.

8.5 Einschlägige Guidelines

Forschung an Tieren

Der Band *The design of animal experiments* stellt sowohl einen technischen Leitfaden dar, als auch Verfahren, das 3R-Prinzip praktisch in den Forschungsalltag zu integrieren: Festing, M. F. W., Overend, P., Cortina Borja, M., & Berdoy, M. (Eds.) (2016). *The design of animal experiments: Reducing the use of animals in research through better experimental design* (2nd ed., Laboratory Animal Handbooks No. 14). Sage Publications.

Die „ARRIVE-Richtlinien 2.0 – Tierforschung: Berichterstattung über In-vivo-Experimente“ wurden 2010 vom britischen *National Centre for the Replacement, Refinement and Reduction of Animals in Research* (NC3Rs) als Reaktion auf gravierende Mängel in der Berichterstattung tierexperimenteller Forschung veröffentlicht. Die damals entstandene Checkliste umfasste 20 Punkte – unter anderem zu Tiercharakteristika, Haltungsbedingungen, Studiendesign, statistischen Methoden und Maßnahmen zur Bias-Reduktion – mit dem Ziel, Transparenz, Nachvollziehbarkeit und Reproduzierbarkeit zu verbessern: Percie du Sert, N., Ahluwalia, A., Alam, S., Avey, M. T., Baker, M., Browne, W. J., Clark, A., Cuthill, I. C., Dirnagl, U., Emerson, M., Garner, P., Holgate, S. T., Howells, D. W., Hurst, V., Karp, N. A., Lazic, S. E., Lidster, K., MacCallum, C. J., Macleod, M.,… & Würbel, H. (2020). Reporting animal research: Explanation and elaboration for the ARRIVE guidelines 2.0. *PLOS Biology*, *18*(7), e3000411. https://doi.org/10.1371/journal.pbio.3000411

Die meisten deutschen Forschungsorganisationen haben einschlägige Richtlinien für Tierversuche. Exemplarisch sei hier die der Max-Planck-Gesellschaft (MPG) hervorgehoben. Im Januar 2017 verabschiedete deren Senat eine Grundsatzerklärung (White Paper) zur Rolle von Tierversuchen in der biomedizinischen Grundlagenforschung. Im Kern bekräftigt die MPG die Unverzichtbarkeit von Tierversuchen für die Erforschung lebender Organismen, betont aber zugleich die besondere ethische Verantwortung jedes einzelnen Forschenden: Max-Planck-Gesellschaft (2016). *White Paper – Tierversuche in der Max-Planck-Gesellschaft: Grundsatzerklärung zu Tierversuchen in der Grundlagenforschung.* https://www.mpg.de/themenportal/tierversuche/MPG_Whitepaper.pdfER

Für Alternativen zu Tierversuchen

Alternativmethoden werden wie oben beschrieben im deutschen und europäischen Rahmen in speziellen Datenbanken dokumentiert. Das sind:

- Zentralstelle zur Erfassung und Bewertung von Ersatz- und Ergänzungsmethoden zum Tierversuch (ZEBET): https://www.bfr.bund.de/de/fachgruppe_zentralstelle_zur_erfassung_und_bewertung_von_ersatz__und_ergaenzungsmethoden_zum_tierversuch__zebet_-53867.html
- EU Reference Laboratory for alternatives to animal testing (EURL ECVAM): https://joint-research-centre.ec.europa.eu/reference-measurement/european-union-reference-laboratories/eu-reference-laboratory-alternatives-animal-testing-eurl-ecvam_en

Gefährdete Arten

- Das internationales Abkommen CITES (Convention on International Trade in Endangered Species of Wild Fauna and Flora) regelt den Handel mit gefährdeten Tier- und Pflanzenarten, um deren Überleben in der Natur zu sichern.

Zitierte Dokumente und Gesetze

Tierschutzgesetz (TierSchG) https://www.gesetze-im-internet.de/tierschg/

Tierschutz-Versuchstierverordnung (TierSchVersV) https://www.gesetze-im-internet.de/tierschversv/

Richtlinie 2010/63/EU des Europäischen Parlaments und des Rates vom 22. September 2010 zum Schutz der für wissenschaftliche Zwecke verwendeten Tiere (ABl. L 276 vom 20.10.2010, S. 33) regelt den Schutz von Tieren, die für wissenschaftliche Zwecke verwendet werden, durch Anforderungen zur Vermeidung, Reduzierung und Verbesserung (3R-Prinzip: Replace, Reduce, Refine) von Tierversuchen

Richtlinie 98/58/EG des Rates vom 20. Juli 1998 über den Schutz von Tieren, die zu landwirtschaftlichen Zwecken gehalten werden (ABl. L 221 vom 8.8.1998, S. 23).

Verordnung (EG) Nr. 1099/2009 des Rates vom 24. September 2009 über den Schutz von Tieren zum Zeitpunkt der Tötung (ABl. L 303 vom 18.11.2009, S. 1).

Urteil des Bundesverwaltungsgerichts BVerwG 3 C 28.16, Untersagung des Tötens männlicher Küken (https://www.bverwg.de/130619U3C28.16.0)

Literatur

Bentham, J. (2009). *An introduction to the principles of morals and legislation* (J. H. Burns & H. L. A. Hart, Eds.). Clarendon Press.

Birch, J. (2017). Animal sentience and the precautionary principle. *Animal Sentience*, *2*(16). https://doi.org/10.51291/2377-7478.1200

Brandstetter, H., Spielmann, H., Löwer, W., Spranger, T. M., & Pinsdorf, C. (2016). *Tiere in der Forschung*. Karl Alber.

Cavalieri, P., & Singer, P. (1993). *The Great Ape Project: Equality Beyond Humanity*. Fourth Estate.

Charan, J., & Kantharia, N. D. (2013). How to calculate sample size in animal studies? *J Pharmacol Pharmacother*, *4*(4), 303-306. https://doi.org/10.4103/0976-500x.119726

Galert, T. (2005). *Vom Schmerz der Tiere: Grundlagenprobleme der Erforschung tierischen Bewußtseins*. Mentis.

Löwer, W., & Spranger T. (2016). Rechtliche Aspekte. In D. Sturma & D. Lanzerath (Hrsg.), *Tiere in der Forschung. Naturwissenschaftliche, rechtliche und ethische Aspekte*. Karl Alber.

Mason, P. (1997). *The Brown Dog Affair: The Story of a Monument that Divided the Nation*. Two Stevens.

Regan, T. (1983). *The case for animal rights*. University of California Press.

Russell, W. M. S., & Burch, R. L. (1959). *The Principles of Humane Experimental Technique*. Methuen & Co.

Schapiro, S. J., Magden, E. R., Reamer, L. A., Mareno, M. C., & Lambeth, S. P. (2018). Behavioral Training as Part of the Health Care Program. In R. H. Weichbrod, G. A. H. Thompson, & J. N. Norton (Eds.), *Management of Animal Care and Use Programs in Research, Education, and Testing*. Taylor & Francis. https://doi.org/10.1201/9781315152189-32

Singer, P. (1975). *Animal liberation. A new ethics for our treatment of animals*. New York Review: Distributed by Random House.

Spielmann, H. (2016). Alternativmethoden. In D. Sturma & D. Lanzerath (Hrsg.), *Tiere in der Forschung. Naturwissenschaftliche, rechtliche und ethische Aspekte*. Karl Alber.

Wagenknecht, T., Eusemann, B., Schwedhelm, P. et al. (2023). Die Tötung überzähliger Versuchstiere – das Erfordernis des „vernünftigen Grundes“ und die Übertragung aktueller Rechtsprechung auf den Versuchstierbereich. *NuR 45*, 22–30. https://doi.org/10.1007/s10357-022-4102-9

Forschung mit der belebten Natur 9

Inhaltsverzeichnis

9.1 Hintergrund

Steven E. Lindow (*1951) hatte bereits im Alter von 13 Jahren auf der väterlichen Farm in Portland, Oregon, Erdbeer- und Brombeerfelder angelegt. Als seine Ernte durch den Frost zerstört wurde, legte dies den Grundstein für Jahrzehnte der Forschung, die darauf ausgerichtet war, Frostschäden – die weltweit in jedem Jahr in die Milliarden gehen – in der Landwirtschaft zu vermeiden. Dass im Laufe dieser Forschung die weltweit erste Freisetzung genetisch modifizierter Mikroorganismen ebenso erfolgen würde wie auch teilweise gewaltsame Proteste, war zu diesem Zeitpunkt allerdings ebenso wenig zu ahnen wie, dass die tatsächliche Anwendung des so erworbenen Wissens eher dem Tourismus als der Landwirtschaft zugutekommen würde.

Als Lindow sein Doktorat an der University of Wisconsin-Madison antrat, hatte die Forschungsgruppe, der er sich anschloss, gerade eine mögliche Ursache für unterschiedliche Frostschäden in verschiedenen Pflanzenpopulationen, nämlich die Infektion mit *Helminthosporium turcicum* ausgeschlossen (Upper et al., 1972). Kurze Zeit später entdeckte die Gruppe den verantwortlichen Erreger im Bakterium *Pseudomonas syringae* (Arny et al., 1976). Ein Proteinkomplex dieses Bakteriums

J.-H. Heinrichs, B. Heinrichs, *Verantwortungsvolle Forschung*,
https://doi.org/10.1007/978-3-662-72839-0_9

bildet Eiskristallisationskerne bei Temperaturen, die Pflanzen normalerweise unbeschädigt überstehen. Die durch die Eiskristalle entstehenden Schäden im Pflanzengewebe bieten dann eine Eintrittspforte und damit eine Nährstoffquelle für das Bakterium.

Lindow gelang es, eine genetisch veränderte Variante von *P. syringae* zu entwickeln, die den für die Eiskristallbildung verantwortlichen Proteinkomplex nicht mehr entwickelte – die sogenannten Ice-Minus-Bakterien. Brächte man diese modifizierten Bakterien in hinreichender Menge aus, so die Idee zur Anwendung dieser Forschung, würden sie mit den natürlichen Ice-Plus-Stämmen konkurrieren, und man könnte so Frostschäden an Nutzpflanzen verhindern.

Im Jahr 1983 beantragte Lindow zusammen mit dem Unternehmen *Advanced Genetic Sciences* (AGS) die Genehmigung für Freilandversuche mit den Ice-Minus-Bakterien. Dies war der erste Antrag auf eine Freisetzung genetisch modifizierter Mikroorganismen in die Umwelt und führte zu heftigen öffentlichen Debatten und rechtlichen Auseinandersetzungen mit Umweltorganisationen, die vor unvorhersehbaren ökologischen Folgen warnten. Unter den Kritiker*innen fiel Jeremy Rifkin (Gründer und Präsident der *Foundation on Economic Trends*) besonders auf, der behauptete, dass sich die genetisch veränderten Bakterien vermehren und die globalen Umweltbedingungen verändern könnten. Da das Protein eine wichtige Rolle bei der Bildung von Eiskristallen spielt, die sich zu Schneeflocken und Regentropfen entwickeln, könnte der Einsatz der Bakterien Niederschlagsmuster und -verteilung beeinflussen (Skirvin et al., 2000, S. 182).

Weniger spekulative Stimmen äußerten das, was heute zum Kern sogenannter *Biosafety* geworden ist. So gab es Bedenken hinsichtlich der Sicherheit von Lebensmitteln, die mit genetisch modifizierten Bakterien behandelt wurden, sowie potenzieller gesundheitlicher Auswirkungen für Menschen und Tiere. Kritiker*innen befürchteten zudem, dass die Freisetzung genetisch veränderter Bakterien Ökosysteme stören und unbeabsichtigte Umweltfolgen nach sich ziehen könnte. Insbesondere wurde die Möglichkeit des Gentransfers auf andere Mikroorganismen sowie die Auswirkungen auf Nicht-Zielorganismen diskutiert. Die ursprüngliche Genehmigung wurde deshalb bereits 1984 suspendiert. Nach einem wiederholten Hin und Her von Genehmigungen und Suspendierungen, von angesetzten Versuchen im Freiland oder in abgeschirmten Versuchsflächen sowie teilweise gewaltsamen Protesten wurden die Ice-Minus-Bakterien erst 1987 auf einem Erdbeerfeld in Kalifornien getestet – der erste autorisierte Freilandversuch eines genetisch veränderten Organismus (GVO). Die Ergebnisse zeigten eine Verringerung von Frostschäden (Lindow, 1987).

Eine großangelegte Vermarktung für den Frostschutz von Nutzpflanzen war aber in weite Ferne gerückt. Erst in den neunziger Jahren und als Schutz vor Fäule wurde *P. syringae* in der Landwirtschaft vermarktet und auch dann nicht die genetisch modifizierte Variante, sondern eine Auswahl natürlich vorkommender Ice-Minus-Stämme. Die anhaltende Kontroverse hatte Anlass zu einer Debatte gegeben, die in strengeren Regulierungen für genetisch modifizierte Mikroorganismen resultierte, wodurch die kommerzielle Entwicklung solcher Produkte erheblich erschwert wurde.

Statt des großflächigen Einsatzes in der Landwirtschaft setzte die Firma AGS die Forschungsergebnisse und *P.-syringae*-Stämme aber bereits früh ein, um Eis-Kristallisationskerne für Schneekanonen in Skigebieten zu produzieren. Unter dem Namen Snowmax wurde ab dem Jahr 1987 der für die Kristallisation verantwortliche Proteinkomplex vermarktet, um bei Temperaturen oberhalb des Gefrierpunktes Skipisten mit Schnee befüllen zu können.

9.2 Herausforderungen

Die Bedenken, die den Prostest gegen modifizierte *P. syringae* in der Landwirtschaft angetrieben haben, legen die bis heute zentralen ethischen Bedenken bei der Forschung mit der belebten Natur offen. Es handelt sich dabei um die sogenannte *Biosafety*, also die Sicherheit der Organismen, mit denen gearbeitet und die dabei erzeugt werden. Das umfasst zunächst die Sicherheit bei der Arbeit selbst, d. h. die Laborsicherheit. Die Arbeit an Organismen aller Art, hier: Bakterien, birgt ein Gesundheitsrisiko für Forschende, weil sowohl wild vorkommende als auch modifizierte Arten pathogen, allergen oder giftig sein oder unter bestimmten Umständen werden können. Unter das Thema Laborsicherheit im weiteren Sinne fällt auch das Risiko, das eine ungewollte Freisetzung von Organismen für die Umwelt birgt, auch für Wildtypen derselben Art. Vergleichbare Risiken, die sich aus intendierter Freisetzung ergeben, werden heute zwar nicht unter dem Thema Laborsicherheit abgehandelt, sind aber eng verwandt. Die Einschätzung von Nebeneffekten der eigentlich intendierten Verwendung von Organismen als Produzenten von Nahrung, Medikamenten, Werkstoffen etc. erfordert einen erheblichen Aufwand. Ebenso sind Effekte von neuen Organismen auf ein Ökosystem, in das sie eingebracht werden, nur schwer und oft nur partiell absehbar. Das gilt schon für wild vorkommende, aber gebietsfremde Organismen, die neu in ein Ökosystem eingebracht werden (Neobiota). Es gilt umso mehr für genetisch modifizierte Organismen.

9.3 Ethische Prinzipien

In der Forschung mit Pflanzen und anderen nicht-tierischen Organismen gelten in Reaktion auf *Biosafety*-Anforderungen das Prinzip des Nichtschadens und in Reaktion auf die teilweise sehr unterschiedlichen Interessen und Ansprüche von Stakeholder*innen in Forschung und Forschungsgegenstand das Prinzip der Gerechtigkeit als unbezweifelte Grundlage ethischer Evaluation. Sie decken die meisten Schutzbedürfnisse von Menschen, Gemeinschaften, Tieren und auch der weiteren belebten Natur selbst ab.

Nichtschaden

Während das Nichtschadensprinzip zwar von allgemeiner Reichweite ist, stehen im Rahmen der Forschung an der belebten Natur besondere Schadenstypen im Fokus der Aufmerksamkeit. Diese umfassen insbesondere die oben bereits beschriebene potenzielle Schädigung anderer, insbesondere menschlicher, aber auch weiterer Organismen, die in Deutschland überwiegend im „Infektionsschutzgesetz" (IfSG) und im „Gentechnikgesetz" (GenTG) geregelt werden. Die einschlägige internationale Vereinbarung, das „Cartagena Protocol on Biosafety" wurde zudem in der EU-Verordnung 1946/2003 umgesetzt.

Daneben werden spezifischere Schäden diskutiert wie genetische Erosion durch die Verbreitung genetisch wenig diverser Organismen, der Verlust von Biodiversität, das Eindringen von Genen einer Art in den Genpool einer anderen, die Kontamination lokaler natürlich vorkommender Populationen bzw. deren Genpool durch genetisch veränderte Organismen, die Resistenzentwicklung gegen biotechnologische Schädlingsbekämpfungen (beispielsweise des Bollwurms gegen das in gentechnisch veränderten Baumwollsorten enthaltene Biotoxin von *Bacillus thuringiensis* (Fabrick et al., 2015)) oder gar gegen Antibiotika. Für diese Gefahren sind spezielle Vorschriften in den Gesetzen zur Gentechnik (Gentechnikgesetz, GenTG), zum Pflanzen- und Artenschutz (Pflanzenschutzgesetz, PflSchG) sowie zum Naturschutz (Bundesnaturschutzgesetz, BNatSchG, & Bundesartenschutzverordnung, BArtSchV) einschlägig.

In der ethischen Einzelfallentscheidung wird das Nichtschadensprinzip oft durch Formen der Nutzenabwägung ergänzt, in denen der Nutzen unterschiedlicher Spezies verschieden gewichtet wird. Das bedeutet, dass in Konfliktfällen, in denen der Schutz der belebten Natur – exemplarisch der von pathogenen Mikroorganismen – den Schutz von Menschen gefährdet, die Abwägung zugunsten der betroffenen Menschen ausfällt.

Mehrere Vorschläge zur Anerkennung des Eigenwerts von Pflanzen wurden in der sogenannten Pflanzenethik vorgetragen (Kallhoff et al., 2018; Kenter & O'Connor, 2022). Dort werden insbesondere der Eingriff in die Entwicklungsfähigkeit von individuellen Pflanzen, Populationen und Arten sowie die nicht nutzenstiftende Schädigung als Grenzen erlaubter Handlungen diskutiert. Insbesondere in der Schweiz gibt es eine intensive Auseinandersetzung mit etwaigen moralischen Schutzansprüchen für Pflanzen auf Basis der Schweizer Verfassung. So hat die *Eidgenössische Ethikkommission für die Biotechnologie im Ausserhumanbereich* (EKAH) eine ausführliche Stellungnahme zur „Würde der Kreatur bei Pflanzen" verfasst, die im Rahmen ihrer sieben Schlussfolgerungen unter anderem willkürliche Schädigungen untersagt und eine Rechtfertigungspflicht für Instrumentalisierungen von Pflanzen postuliert (Eidgenössische Ethikkommission für die Biotechnologie im Ausserhumanbereich EKAH, 2008).

Das Nichtschadensprinzip ist auch der Grund dafür, dass Forschung an potenziell pathogenen Organismen unter besonderer Beobachtung steht. Forschung an bestimmten Mikroorganismen ist im Rahmen der „Konvention über das Verbot der Entwicklung, Herstellung und Lagerung bakteriologischer (biologischer) Waffen und Toxinwaffen sowie über die Vernichtung solcher Waffen“ auf bestimmte defensive Zwecke und geeignete Laboratorien eingeschränkt. Aber auch die Forschung an anderen Erregern, insbesondere die sogenannte *Gain-of-function*-Forschung wird im Rahmen sogenannter Bio-Security-Regelungen eng überwacht (s. Kap. 5).

Vorsorgeprinzip

Eng verwandt mit dem Nichtschadensprinzip ist das Vorsorgeprinzip, das wiederholt zur Bewältigung ethischer Herausforderungen in der Forschung mit der belebten Natur herangezogen wird (vgl. etwa Rippe & Willemsen, 2018). Das Vorsorgeprinzip reagiert darauf, dass Schäden aus der Forschung oft nicht hinreichend voraussehbar sind. Je nach Interpretation besagt es, dass bei wissenschaftlichen Aktivitäten, deren Folgen nicht vollständig absehbar sind, entweder von der Forschung abgesehen werden sollte oder Vorsichtsmaßnahmen ergriffen werden, um potenzielle Schäden für Mensch und Umwelt zu vermeiden. In der Praxis bedeutet dies, dass neue Technologien und Methoden erst nach gründlicher Risikobewertung und unter Berücksichtigung möglicher Alternativen eingesetzt werden sollten.

Man unterscheidet (1.) ein starkes Vorsorgeprinzip, das auch dann greift, wenn es erhebliche Unsicherheit über mögliche Gefahren gibt. Selbst wenn wissenschaftliche Beweise für Schäden fehlen, kann nach dieser Ausdeutung ein Moratorium oder ein Verbot verhängt werden (z. B. Moratorium für gentechnisch veränderte Organismen in der EU). Die Beweislast liegt bei den Forschenden oder Unternehmen, die nachweisen müssen, dass keine erheblichen Risiken bestehen.

Neben dieser oft als zu restriktiv charakterisierten Variante gibt es (2.) ein schwaches Vorsorgeprinzip, das neben Umwelt- und Gesundheitsrisiken auch wirtschaftliche und gesellschaftliche Vorteile berücksichtigt. Ihm zufolge werden Forschung und Innovation nicht grundsätzlich verhindert, sondern erfordern Maßnahmen zur Risikominderung (z. B. Sicherheitsauflagen für Feldversuche mit gentechnisch veränderten Pflanzen). Die Beweislast liegt nicht allein bei den Forschenden. Vielmehr ist eine gemeinsame Abwägung von Nutzen und Risiken erforderlich, an der alle Parteien beteiligt sein sollten.

Eher als Formen der Ausgestaltung starker und schwacher Varianten gibt es noch (3.) ein prozedurales Vorsorgeprinzip, das auf transparente Entscheidungsprozesse mit öffentlicher Beteiligung und interdisziplinärer Risikoabwägung setzt, und (4.) die rechtsbasierte Vorsorge, die in internationalen Abkommen wie der Rio-Deklaration (1992, Prinzip 15) oder im bereits erwähnten Cartagena-Protokoll über biologische Sicherheit (2000) verankert ist. Demnach sind Staaten verpflichtet, Maßnahmen zu ergreifen, wenn begründete Zweifel an der Sicherheit einer Technologie bestehen, auch ohne vollständige wissenschaftliche Beweise.

Nachhaltigkeit und ökologische Verantwortung

In den letzten Jahren sind vermehrt Nachhaltigkeitsprinzipien in die Forschungspraxis integriert worden. Diese besagen grundsätzlich, dass heutige Forschungs- und Innovationsprozesse so gestaltet werden müssen, dass sie weder die ökologische Tragfähigkeit der Erde überschreiten noch die Erfüllung der Bedürfnisse zukünftiger Generationen gefährden. Nachhaltigkeit wird einerseits in einer Art nach innen gewendeten Perspektive konzipiert und beinhaltet Verfahren innerhalb der Forschungspraxis. Sie wird andererseits in einer nach außen gerichteten Perspektive im Hinblick auf die Festlegungen von geeigneten Zielen der Forschung gefordert. Im Zentrum beider Perspektiven stehen die Förderung von Methoden, die die Umwelt schonen, die Biodiversität erhalten und langfristig positive Auswirkungen auf Ökosysteme haben sollen. Nachhaltigkeitsprinzipien dehnen vor allem die zeitliche Perspektive aus und berücksichtigt mögliche Schäden an Angehörigen zukünftiger Generationen. Sie sind somit Erweiterungen des Nichtschadens- und des Vorsorgeprinzips.

Gerechtigkeit

Das Gerechtigkeitsprinzip kommt im Rahmen der Forschung an der belebten Natur vor allem dann zum Tragen, wenn die Interessen unterschiedlicher Personen oder Gruppen an konkreten Bestandteilen der belebten Natur auszugleichen sind. Der in der gesellschaftlichen Debatte seit den 1990er-Jahren am weitesten verbreitete Anwendungsfall dieses Prinzips ist das sogenannte *bioprospecting*, auch *biopiracy* genannt. Es handelt sich dabei um das gezielte, teilweise von lokalem Wissen um deren Nützlichkeit angeleitete Sammeln von Organismen – meist Pflanzen, aber auch Mikroorganismen –, um auf deren Basis nützliche Produkte oder wissenschaftliche Ergebnisse zu generieren. *Bioprospecting* galt lange Zeit als gängige Praxis, bis lokale Stakeholder*innen darauf aufmerksam gemacht haben, dass damit die Interessen der jeweiligen lokalen Bevölkerung unterwandert werden. Nicht nur, dass deren traditionelles Wissen bei der Veröffentlichung vermeintlich neuer Forschungsergebnisse und der Anmeldung von Patenten nicht berücksichtigt wird. Ihnen wird auch die Erst- oder exklusive Nutzung der in ihrer Heimat einheimischen Arten verunmöglicht. Aus diesem Grund hat man sich international auf Verfahren der Nutzenbeteiligung geeinigt, die im sogenannten Nagoya-Protokoll niedergelegt sind.

Eine verwandte Konstellation liegt in der Abwägung von Ansprüchen von Landwirt*innen, die aus ihrem Beitrag zur Erhaltung, Verbesserung und Bereitstellung pflanzengenetischer Ressourcen hervorgehen, gegen die Ansprüche von Wissenschaftler*innen und Biotechnologieunternehmen aus deren Entwicklung neuer Pflanzensorten vor. Auch in diesem Fall sind Forschende aufgefordert, die – teilweise in einem speziellen Sortenrecht kodifizierten – Ansprüche, die dem Forschungsprozess vorangehen, anzuerkennen und spätestens bei der Dissemination und Verwertung der eigenen Forschungsergebnisse zu berücksichtigen.

Von einigen Autor*innen wird in diesem Kontext zusätzlich ein Prinzip des Respekts vor den jeweiligen Organismen oder deren Eigenwert ins Spiel gebracht (Lange et al., 2022). Es handelt sich dem Namen nach scheinbar um ein Analogon des im Umgang mit Menschen geforderten Respekts vor deren Autonomie. Dieses Prinzip zielt aber typischerweise nicht auf die fraglichen Organismen selbst, sondern auf kulturelle Praktiken des Umgangs damit, insbesondere indigenes Wissen und etablierte Kulturpraktiken. Es handelt sich also eher um eine Variante des Gerechtigkeitsprinzips und dessen Anwendung auf Träger indigenen Wissens.

Prozedurale Prinzipien: Transparenz und öffentliche Beteiligung

Die größte Hürde für Steven Lindows Forschung waren die öffentlichen Proteste gegen seine Freilandversuche. Diese haben nicht nur zur Suspendierung bereits erteilter Genehmigungen geführt, sondern sind sogar in die gewaltsame Zerstörung von Anbauflächen und Pflanzen umgeschlagen. Unabhängig davon, wie gut begründet solche Proteste sind, hat sich herausgestellt, dass offene Kommunikation über Forschungsziele, -methoden und -ergebnisse Misstrauen abbaut und den Dialog mit Zweifler*innen und Gegner*innen bestimmter Forschungsprozesse fördert. Aus diesem Grund werden Transparenz und öffentliche Beteiligung regelmäßig als normative Anforderungen geführt, auch wenn sie im engeren Sinne eigentlich prozedurale Prinzipien sind, die es erlauben sollen, die Erfordernisse von Nichtschaden und Gerechtigkeit gemeinschaftlich zu identifizieren und umzusetzen.

Transparenz bedeutet, dass Forschungsprozesse, Methoden, Ergebnisse und mögliche Risiken öffentlich nachvollziehbar sind. Sie stellt sicher, dass wissenschaftliche Erkenntnisse einerseits und deren Auswirkungen andererseits nicht nur einem kleinen Kreis von Fachleuten zugänglich sind, sondern auch der breiten Gesellschaft, politischen Entscheidungsträger*innen und betroffenen Gruppen wie Landwirt*innen oder Umweltorganisationen. Auf dieser Basis kann die öffentliche Beteiligung, das Einbeziehen verschiedener gesellschaftliche Gruppen – von Wissenschaftler*innen über Anwohner*innen bis zu Landwirt*innen und Umweltaktivist*innen – in Forschungs- und Entscheidungsprozesse, im Idealfall bewirken, dass potenzielle Gefahren früher identifiziert, vermieden oder gerechter verteilt werden. Für beides, Transparenz und öffentliche Beteiligung, liegt eine Vielzahl von Methoden vor (für einen empirischen Überblick vgl. Maia de Laureiro et al., 2021), die es Forschenden und Forschungsinstitutionen erlauben, Bürger*innen in unterschiedlicher Weise – von der reinen Information bis hin zur mitentscheidenden kooperativen Forschung in sogenannter *Citizen Science* einzubinden.

9.4 Fazit

Am Beispiel der Ice-Minus-Bakterien zeigt sich paradigmatisch, wie tief technische Innovationen in der biologischen Forschung mit ethischen, politischen und gesellschaftlichen Spannungen verflochten sind. Die Forschung mit der belebten Natur macht deutlich, dass Eingriffe in biologische Systeme nicht nur mit wissenschaftlicher Neugier, sondern auch mit ökologischer Verantwortung, rechtlicher Sorgfalt und gesellschaftlicher Sensibilität einhergehen müssen. Zentrale ethische Prinzipien wie Nichtschaden, Vorsorge, Nachhaltigkeit und Gerechtigkeit strukturieren heute die Bewertung solcher Forschungsvorhaben – sowohl im Hinblick auf ökologische Risiken als auch im Umgang mit vielfältigen Interessenlagen. Gerade der Fall Lindow unterstreicht, wie entscheidend Transparenz und öffentliche Beteiligung für die gesellschaftliche Legitimität von Forschung sind – und wie konfliktbeladen der gesellschaftliche Umgang mit Forschung werden kann, wenn sie fehlen.

9.5 Einschlägige Guidelines

Sicherheit

Cartagena Protocol on Biosafety. Das Cartagena-Protokoll über biologische Sicherheit (2000) ist ein internationales Abkommen zum grenzüberschreitenden Umgang mit genetisch veränderten Organismen. Es zielt darauf ab, Risiken für Umwelt und Gesundheit zu minimieren, insbesondere bei der Freisetzung von GVO in die Natur. Kernprinzip ist das Vorsorgeprinzip, wonach Staaten den Import von GVO ablehnen können, wenn wissenschaftliche Unsicherheiten bestehen. Zudem verlangt es vorherige Zustimmung (AIA-Verfahren), Transparenz durch Kennzeichnungspflichten und internationale Informationssysteme für GVO-Handel und -Risiken.

Die EU-Verordnung 1946/2003 regelt den grenzüberschreitenden Verkehr von GVO und setzt das Cartagena-Protokoll um. Sie legt Melde-, Genehmigungs- und Kennzeichnungspflichten für den Export von GVO fest, um den Schutz der biologischen Vielfalt und der menschlichen Gesundheit zu gewährleisten. Drittstaaten müssen vor dem Import bestimmter GVO ihr vorheriges Einverständnis geben (Advanced Informed Agreement, AIA). Zudem enthält die Verordnung Vorschriften für Notfallmaßnahmen und den Informationsaustausch.

Die EU Richtlinie 2001/18/EC of the European Parliament and of the Council of 12 March 2001 on the deliberate release into the environment of genetically modified organisms (OJ L 106, 17.4.2001, 1) regelt das absichtliche Freisetzen und Inverkehrbringen gentechnisch veränderter Organismen (GVO) in der EU, mit dem Ziel, Mensch, Tier und Umwelt vor möglichen Risiken zu schützen. Sie baut auf der Richtlinie 90/220/EWG auf, verschärft die Anforderungen an Risikoabschätzung, Überwachung, Rückverfolgbarkeit und Kennzeichnung und verpflichtet die Mitgliedstaaten zu transparenter Information der Öffentlichkeit.

Die EU Directive 2009/41/EC of the European Parliament and of the Council of 6 May 2009 on the contained use of genetically modified micro-organisms (OJ L 125, 21.5.2009, 75) regelt die sichere Verwendung genetisch veränderter Mikroorganismen (GVM) in geschlossenen Systemen, z. B. in Laboren oder Biotechnologieanlagen. Sie legt Einstufungen nach Risikograden, Sicherheitsmaßnahmen und Meldepflichten fest, um Gefahren für Mensch und Umwelt zu minimieren.

Artenschutz

EU Directive 92/43/EEC of 21 May 1992 on the conservation of natural habitats and of wild fauna and flora (OJ L 206, 22.7.1992, 7) Diese Richtlinie dient dem Schutz natürlicher Lebensräume sowie wildlebender Tiere und Pflanzen in der EU. Sie bildet die rechtliche Grundlage für das Natura 2000-Netzwerk, ein zusammenhängendes Schutzgebietsnetz. Ziel ist es, die biologische Vielfalt zu erhalten und bestimmte Arten und Lebensräume in einem günstigen Erhaltungszustand zu bewahren oder wiederherzustellen. Die Richtlinie verpflichtet Mitgliedstaaten zur Ausweisung, Verwaltung und Überwachung dieser Gebiete sowie zur Ergreifung von Schutzmaßnahmen.

Die EU-Verordnung 338/97 of 9 December 1996 on the protection of species of wild fauna and flora by regulating trade therein (OJ L 103, 25.4.1979, 1) regelt den Handel mit wildlebenden Tier- und Pflanzenarten, um deren Überleben nicht zu gefährden. Sie setzt das CITES-Abkommen (Übereinkommen über den internationalen Handel mit gefährdeten Arten) in der EU um. Die Verordnung klassifiziert Arten in Schutzkategorien und legt Handelsbeschränkungen, Genehmigungspflichten und Kontrollmaßnahmen für den Import, Export und Binnenhandel fest. Ziel ist der Schutz bedrohter Arten durch nachhaltige Nutzung und strenge Handelsüberwachung.

Gerechtigkeit

Das Nagoya Protocol on Access and Benefit Sharing ist ein Internationales Abkommen zur gerechten Aufteilung von Vorteilen, die aus der Nutzung genetischer Ressourcen entstehen. Es stellt sicher, dass der Zugang zu genetischen Ressourcen nur mit vorheriger Zustimmung des Ursprungslands erfolgt und daraus resultierende Gewinne fair geteilt werden.

Die EU Regulation 511/2014 setzt das Nagoya-Protokoll in der EU um und verpflichtet Nutzende genetischer Ressourcen zur Sorgfaltspflicht. Sie müssen nachweisen, dass sie rechtmäßigen Zugang hatten und die Vorteile fair teilen, um die Biodiversität und Interessen der Herkunftsländer zu schützen.

Zitierte Dokumente und Gesetze

Bundesartenschutzverordnung (BArtSchV) https://www.gesetze-im-internet.de/bartschv_2005/BJNR025810005.html

Bundesnaturschutzgesetz (BNatSchG) https://www.gesetze-im-internet.de/bnatschg_2009/

Gesetz zum Schutz der Kulturpflanzen (PflSchG) https://www.gesetze-im-internet.de/pflschg_2012/BJNR014810012.html

Gesetz zur Regelung der Gentechnik (GenTG) https://www.gesetze-im-internet.de/gentg/BJNR110800990.html

Infektionsschutzgesetz (IfSG) https://www.gesetze-im-internet.de/ifsg/

Literatur

Arny, D. C., Lindow, S. E., & Upper, C. D. (1976). Frost sensitivity of Zea mays increased by application of Pseudomonas syringae. *Nature*, *262*(5566), 282–284. https://doi.org/10.1038/262282a0

Eidgenössische Ethikkommission für die Biotechnologie im Ausserhumanbereich EKAH (2008). *Die Würde der Kreatur bei Pflanzen.*

Fabrick, J. A., Unnithan, G. C., Yelich, A. J., DeGain, B., Masson, L., Zhang, J., Carrière, Y., & Tabashnik, B. E. (2015). Multi-Toxin Resistance Enables Pink Bollworm Survival on Pyramided Bt Cotton. *Scientific Reports*, *5*(1), 16554. https://doi.org/10.1038/srep16554

Kallhoff, A., Di Paola, M., & Schörgenhumer, M. (2018). *Plant ethics: Concepts and applications*. Routledge.

Kenter, J. O., & O'Connor, S. (2022). The Life Framework of Values and living as nature; towards a full recognition of holistic and relational ontologies. *Sustainability Science, 17*, 2529–2542. https://doi.org/10.1007/s11625-022-01159-2

Lange, L., Berg, G., Cernava, T., Champomier-Vergès, M.-C., Charles, T., Cocolin, L., Cotter, P., D'Hondt, K., Kostic, T., Maguin, E., Makhalanyane, T., Meisner, A., Ryan, M., Kiran, G. S., de Souza, R. S., Sanz, Y., Schloter, M., Smidt, H., Wakelin, S., & Sessitsch, A. (2022). Microbiome ethics, guiding principles for microbiome research, use and knowledge management. *Environmental Microbiome*, *17*(1), 50. https://doi.org/10.1186/s40793-022-00444-y

Lindow, S. E. (1987). Competitive Exclusion of Epiphytic Bacteria by Ice- Pseudomonas syringae Mutants. *Applied and Environmental Microbiology*, *53*(10), 2520–2527. https://doi.org/10.1128/aem.53.10.2520-2527.1987

Maia de Loureiro, P., Horta, H., & Santos, J. M. (2021). Mapping Case Studies of Public Engagement and Participation in Science and Technology. *Science & Technology Studies, 34*(2), 46–64. https://doi.org/10.23987/sts.88827.

Rippe, K. P., & Willemsen, A. (2018). The idea of precaution: Ethical requirements for the regulation of new biotechnologies in the environmental field. *Frontiers in Plant Science, 9*, Article 1868. https://doi.org/10.3389/fpls.2018.01868

Skirvin, R. M., Kohler, E., Steiner, H., Ayers, D., Laughnan, A., Norton, M. A., & Warmund, M. (2000). The use of genetically engineered bacteria to control frost on strawberries and potatoes. Whatever happened to all of that research? *Scientia Horticulturae*, *84*(1), 179–189. https://doi.org/10.1016/S0304-4238(99)00097-7

Upper, C. D., Arny, D., & Vojtik, F. (1972). A reexamination of the relationship between Helminthosporium turcicum infection and frost sensitivity of maize. *Phytopathology, 62*, 794.

10 Forschung mit unbelebter Natur

Inhaltsverzeichnis

10.1 Hintergrund

Mikroorganismen sind extrem anpassungsfähig. Es gibt daher nur sehr wenige Orte auf der Erde, die völlig frei von Lebewesen sind. Dazu könnten die Dallol-Tümpel in der Danakil-Senke in Äthiopien gehören (Belilla et al., 2022) sowie einige Regionen in der Antarktis (Dragone et al., 2021). Aber selbst wenn an einem Ort Leben existiert, kann sich Forschung auf die unbelebte Natur fokussieren. Zu den wissenschaftlichen Disziplinen, die dies tun, gehören die Geowissenschaften bzw. ihre Teildisziplinen (Geologie, Paläontologie, Mineralogie und Geophysik). Natürlich befassen sich auch die Physik und die (anorganische) Chemie in einem weiteren Sinne mit unbelebter Natur. Da all diese Disziplinen es nicht mit Leben – geschweige denn mit bewusstem Leben – zu tun haben, könnte man meinen, dass sie keinerlei forschungsethische Überlegungen anstellen müssen.

Das dachte womöglich auch Joseph Kirschvink, ein Geologe des *California Institute of Technolgy* (Caltech), als er mithilfe eines Pressluftbohrers Gesteinsproben in den Volcanic Tablelands in der Nähe von Bishop im US-Bundesstaat Kalifornien entnahm. Tatsächlich handelt es sich bei dem Ort aber um eine bedeutende Fundstelle von Petroglyphen. Dabei handelt es sich um in Stein gearbeitete Felsbilder

J.-H. Heinrichs, B. Heinrichs, *Verantwortungsvolle Forschung*,
https://doi.org/10.1007/978-3-662-72839-0_10

aus prähistorischer Zeit, die – anders als Felsmalereien – in den Stein graviert, geschabt oder gepickt wurden. Wie Louis Sahagún in einem Beitrag vom 19. Juli 2021 der *Los Angeles Times* berichtete, bohrte Kirschvink im Abstand von etwa einem Meter zu derartigen Petroglyphen in den Felsen und hinterließ 29 Löcher mit einem Durchmesser von etwa einem Zoll, die mit blauer Farbe markiert waren (Sahagún, 2021a). In dem Beitrag wird Kathy Jefferson Bancroft, *tribal historic preservation officer,* also Beauftrage für Denkmalschutz im *Lone-Pine-Paiute-Shoshone*-Reservat, mit den Worten zitiert: „Those formations and the prayers etched into them so many thousands of years ago belong to the public. [...] They are not sources of raw material for unpermitted academic studies." Offenbar reagiert Kirschvink zunächst nicht auf Anfragen zu dem Vorgang. Im Beitrag wird weiter berichtet, dass das *Caltech* sich schließlich bereiterklärte, 25.465 Dollar an das Innenministerium zu zahlen, um die Kosten für die Behebung der durch die Bohrungen entstandenen Schäden zu begleichen, die nach Ansicht des zuständigen *Bureau of Land Management* unbeabsichtigt waren. Außerdem verpflichtete man sich, in Zukunft auf die Einholung erforderlicher Genehmigungen zu achten und deren Bedeutung in der Lehre zu vermitteln. In einem weiteren Beitrag vom 25. Juli 2021 berichtete Sahagún, dass sich Kirschvink entschuldigt habe, stellte aber gleichzeitig die Frage, ob dies ausreichend sei. In seinem Statement, das weiterhin auf der Webseite des Caltech verfügbar ist, betont Kirschvink, dass er einen Fehler begangen habe, für den er sich entschuldige. Zudem führt er aus, dass die Volcanic Tabelands ein Gebiet seien, das nicht nur geologisch von großem Interesse, sondern auch kulturell und historisch von Bedeutung sei, und dass er sich stets bemüht habe, bei seinen Feldforschungen das Land und seine Bewohner*innen zu respektieren (Kirschvink, 2021). In seinem zweiten Beitrag zitiert Sahagún u. a. Brooks Hanson, den Executive Vice President of Science der *American Geophysical Union*, wie folgt:

> „Clearly, we collectively have to do better. [...] Permits are required for any sort of invasive research on public lands. We have to do better on that – and that includes all stakeholders: those making the research proposals, those funding grants for them, and the universities responsible for the grants" (Sahagún, 2021b).

Bei Kirschvinks Forschung standen geologische Fragen im Vordergrund, es handelte sich also um Forschung mit unbelebter Natur. Dennoch könnte man die Zerstörung von Petroglyphen als Problem der Forschung mit Kunst und Kulturgütern auffassen (s. Kap. 11). Die Grenzziehungen sind sicher nicht immer eindeutig und hängen u. a. davon ab, ob man eher das Erkenntnisinteresse der Forschenden oder die Effekte der Forschung in den Blick nimmt. Dass Forschung mit unbelebter Natur auch dann ähnliche Probleme aufwerfen kann wie im Falle von Kirschvinks Bohrungen in den Volcanic Tablelands, wird deutlich, wenn man sich vor Augen führt, dass es Orte gibt, die von lokalen Communities als heilig angesehen werden, auch wenn es dort keine durch den Menschen geschaffenen Kultstätten gibt. Ein Beispiel dafür ist der Uluru – auch bekannt als Ayers Rock – in Australien, der seit 1987 auf der UNESCO *World Heritage List* als Weltnaturerbe geführt wird und seit 1994 zudem auch als Weltkulturerbe (https://whc.unesco.org/en/list/447/).

Forschung ist dort nur mit einer speziellen Erlaubnis möglich. Es gibt zudem Gebiete und Landschaften, die ausschließlich als Weltnaturerbe ausgezeichnet und geschützt sind, also ohne dass kulturelle Bezüge bestehen. Davon gibt es in Deutschland aktuell drei (Teile der Alten Buchenwälder, das Wattenmeer sowie die Grube Messel).

Fraglich ist, welche ethischen Prinzipien genau für Forschung mit unbelebter Natur einschlägig sind und welche praktischen Anforderungen sich aus ihnen ergeben. Mit diesen Fragestellungen befasst sich der vergleichsweise junge Bereich der Geoethik (Peppoloni & Di Capua, 2015, 2021; Bobrowsky et al., 2017), wobei der Begriff „geo" (Erde) in diesem Kontext weit gefasst wird, also auch Disziplinen wie die Meteorologie, die Hydrologie, die Ozeanografie und die Glaziologie umfasst. Die Geoethik bezieht sich mithin auf alle „*earth systems*" und ihre komplexen Wechselwirkungen.

10.2 Ethische Prinzipien

Die Geoethik umfasst mehr als nur eine forschungsethische Perspektive. In einem aktuellen Beitrag geben Peppoloni und Di Capua vielmehr folgende, weitgefasste Definition:

- *„Geoethics consists of research and reflection on the values which underpin appropriate behaviours and practices, wherever human activities interact with the Earth system.*
- *Geoethics deals with the ethical, social, and cultural implications of geoscience knowledge, research, practice, education, and communication, and with the social role and responsibility of geoscientists in conducting their activities.*
- *Geoethics encourages geoscientists and wider society to become fully aware of humankind's role as an active geological force on the planet and the ethical responsibility that this implies.*
- *Geoethics is considered a point of intersection for Geosciences, Sociology, Philosophy, and Economics."* (Peppoloni & Di Capua, 2021, S. 19).

Trotz der weiteren Perspektive wird deutlich, dass die Verantwortung von Forschenden für ihr Handeln einen Schwerpunkt bildet. Dies kommt auch im „Cape Town Statement on Geoethics" zum Ausdruck, das während des 35. *International Geological Congress* im Jahr 2016 verfasst und im gleichen Jahr vom Executive Council der *International Association for Promoting Geoethics* (IAPG) verabschiedet wurde (IAPG, 2017; Bobrowsky et al., 2017, S. 30–35).

Im „Cape Town Statement on Geoethics" werden eine Reihe von ethischen Werten und Prinzipien genannt, die teilweise der allgemeinen Forschungsethik entstammen: Ehrlichkeit, Integrität, Transparenz und Zuverlässigkeit, Kompetenz, das Teilen von Wissen, die Überprüfung von Quellen von Informationen und Daten sowie die Anwendung objektiver und unvoreingenommener Peer-Review-Verfahren, Kooperation und Gegenseitigkeit, die Achtung natürlicher Prozesse und Phänomene, der Schutz von Geodiversität, die Förderung des Naturerbes; die Gewährleistung von Nachhaltigkeit ökonomischer und sozialer Aktivitäten und die Förderung von Geobildung sowie von Öffentlichkeitsarbeit (IAPG, 2017, S. 5–6).

Jenseits dieser Prinzipien stellt sich aus ethischer Sicht allerdings eine grundsätzliche Frage, nämlich, ob der unbelebten Natur ein intrinsischer Wert zukommt. Abhängig davon, wie man diese Frage beantwortet, erhalten die zuvor genannten Prinzipien ein anderes Gepräge und Gewicht im Rahmen von Abwägungsprozessen. Daher ist es sinnvoll, kurz darauf einzugehen.

Der Begriff des intrinsischen Werts beschäftigt die Ethik bereits sehr lange (Zimmerman & Bradley, 2019). In erster Näherung kann man sagen, etwas habe intrinsischen Wert, wenn es „um seiner selbst" wertvoll sei, und kontrastiert dies mit dem Begriff des instrumentellen Werts, der entsprechend den Wert meint, den etwas für andere hat. So kann beispielsweise ein einfacher Stuhl intrinsisch wertlos sein, für eine Person, die darauf sitzen möchte, aber einen gewissen instrumentellen Wert haben. Personen spricht man in der Regel intrinsischen Wert zu und verbindet dies häufig mit dem auf Immanuel Kant zurückgehenden Instrumentalisierungsverbot. Dieses besagt, man dürfe eine andere Person niemals ausschließlich als Mittel betrachten, sondern müsse vielmehr stets anerkennen, dass andere immer auch „Zweck an sich" sind – oder eben intrinsischen Wert haben (Kant, 1785, AA S. 429). Bei näherem Hinsehen erweist sich der Begriff des intrinsischen Werts als überaus komplex und die ethische Diskussion darüber, ob bzw. wie er präzise zu fassen ist, hält an (Bradley, 2006).

Speziell mit Blick auf die unbelebte Natur kann man fragen, ob sie intrinsisch wertvoll ist oder nur einen instrumentellen Wert für Menschen hat. Gelegentlich wird dies mit der Frage verwechselt, ob nicht-menschliche Tiere, Pflanzen oder die unbelebte Natur Rechte haben. Tatsächlich handelt es sich aber um unterschiedliche Fragen, denn auch wenn man etwas intrinsischen Wert zuspricht, folgt daraus nicht zwingend, dass diese Entität ein Rechtssubjekt ist. Zumindest mit Blick auf die unbelebte Natur würden dies wohl nur sehr wenige verteidigen. Aber auch die Frage des intrinsischen Werts der unbelebten Natur ist umstritten (Doorn, 2017; Rea & Munns, 2017). Dennoch lassen sich konzeptionelle Fragen auf der Ebene der Angewandten Ethik und insbesondere der Forschungs- und Umweltethik nicht ausblenden (Steyn, 2024). Während der Begriff des intrinsischen Werts im „Cape Town Statement on Geoethics" keine zentrale Rolle einnimmt, haben einige sich dezidiert dafür ausgesprochen, sich von einem schwachen Anthropozentrismus ab- und einer nicht-anthropozentrischen Geoethik zuzuwenden, die den intrinsischen Wert der (unbelebten) Natur anerkennt (Frigo & Ifanger, 2021). Nimmt man eine solche Position ein, dann sind die Rechtfertigungsansprüche für Forschungseingriffe in die unbelebte Natur sehr viel höher.

Mit Blick auf die Forschungsethik könnte aber die Frage entscheidender sein, inwieweit wir Technologien akzeptieren, die das Wohlergehen von Menschen und nicht-menschlichen Tieren fördern, dies aber auf Kosten der unbelebten Natur tun (Steyn, 2024, S. 126). Entscheidend wäre demnach, welches relative Gewicht man der unbelebten Natur im Rahmen von Abwägungsprozessen zugesteht. Auch wenn man eine nicht-anthropozentrische Perspektive einnimmt und der Natur intrinsischen Wert zuspricht, bleibt nämlich die Frage, wie man diesen Wert gegenüber dem intrinsischen Wert und den Interessen von Menschen gewichtet.

10.3 Anforderungen

Aus den oben genannten Prinzipien ergeben sich zunächst allgemeine Anforderungen, die nicht nur für die Forschung mit unbelebter Natur relevant sind, sondern für Forschung insgesamt. Dazu gehören bspw. Ehrlichkeit bei der Analyse von Daten und der Veröffentlichung von Ergebnissen sowie Offenheit gegenüber Kritik. Daneben gibt es eine Reihe von Anforderungen, die spezifisch sind für die geologische Feldarbeit und die Entnahme von Proben. Eine hilfreiche Übersicht hat Enrico Cameron in einem Beitrag zusammengestellt (Cameron, 2023). Als erste Anforderung nennt Cameron „Engaging stakeholders and showing respect“. Führt man sich den eingangs geschilderten Fall von Joseph Kirschvink erneut vor Augen, dann dürfte klar sein, wie wichtig die Beachtung dieser Forderung ist. Unmittelbar damit verbunden ist Camerons zweite Anforderung, nämlich „Detailed planning and adhering to regulations“. Schon in ihrer Reaktion hatte das *Caltech* sich verpflichtet, in Zukunft vor Forschungsbeginn erforderliche Genehmigungen einzuholen und deren Bedeutung in der Lehre zu vermitteln. Für Forschende bedeutet dies konkret, bereits bei der Planung von Projekten zu prüfen, ob es Regularien gibt und welche Verfahren womöglich durchlaufen werden müssen. Da dies erheblichen Einfluss auf den zeitlichen Ablauf eines Projekts haben kann, ist eine sorgfältige und frühzeitige Planung unerlässlich. Unter dem Stichwort „incorporating geoheritage“ weist Cameron auf die historische Bedeutung und den intrinsischen Wert hin, den geologische Stätten haben können. Selbst wenn man die Zuschreibung eines intrinsischen Werts im engeren Sinne für verfehlt halten sollte, ergibt sich aus der Tatsache, dass darüber bislang kein Konsens besteht, die Verpflichtung zu einem besonders schonenden Umgang. Dies gilt insbesondere, wenn Forschungsarbeiten auf indigenem Land erfolgen. Einen weiteren wichtigen Punkt spricht Cameron unter „Archiving and long-term care“ an: Wenn Probenentnahmen stets schonend erfolgen müssen, dann sollten einmal entnommene Proben sorgfältig aufbewahrt und für zukünftige Forschende verfügbar gemacht werden, was die Pflege von Meta-Daten beinhaltet, die Proben auffindbar machen. Auf diese Weise kann sichergestellt werden, dass Proben nicht unnötig mehrfach erhoben werden. Seit einigen Jahren gibt es dazu die „FAIR Guiding Principles for scientific data management and stewardship“. Das Akronym steht dabei für „Findability, Accessibility, Interoperability, Reuse“ von Daten. Diese Prinzipien sind mittlerweile auch speziell für die Geowissenschaften diskutiert worden (Kinkade & Shepherd, 2022).

Am Ende seiner Liste von Anforderungen resümiert Cameron, dass verantwortungsvolle geologische Feldarbeit und Probenahmen einen ganzheitlichen Ansatz erforderten, der Engagement, Respekt, sorgfältige Planung, Transparenz und Zusammenarbeit umfasse (Cameron, 2023). Damit werden zentrale Punkte einer Ethik der Forschung mit unbelebter Natur gut zusammengefasst. Andere haben ein dem Hippokratischen Eid nachempfundenes „Geoethical Promise“ vorgeschlagen (Matteucci et al., 2014), das in veränderter Form auch Bestandteil des „Cape Town Statement on Geoethics“ (IAPG, 2017, S. 6) geworden ist. Dieses Versprechen folgt eher einem tugendethischen Ansatz (Peppoloni & Di Capua, 2021, S. 20–21), stellt also darauf ab, das Forschende sich zu einer verantwortungsvollen Haltung persönlich verpflichten.

10.4 Fazit

Nur bei oberflächlicher Betrachtung stellen sich für die Forschung mit unbelebter Natur keine ethischen Herausforderungen. Bei näherem Hinsehen zeigt sich, dass bei Eingriffen in das „*earth system*" eine Reihe von ethischen Anforderungen zu beachten sind. Die relativ junge Disziplin der Geoethik hat in den vergangenen Jahren detaillierte Prinzipien erarbeitet, auf die Forschende zurückgreifen können. Umgekehrt bedeutet dies, dass Forschende sich bei der Planung und Durchführung von Forschungsprojekten mit unbelebter Natur der ethischen Herausforderungen bewusst sein müssen, die mit ihrem Handeln verbunden sein können. Dies gilt auch dann, wenn man einen anthropozentrischen Standpunkt für am überzeugendsten hält oder der Natur keinen intrinsischen Wert zuschreibt. Über diese Fragen wird die Diskussion weitergehen. Dass es ethische Anforderungen an die Forschung mit unbelebter Natur gibt, dürfte hingegen mittlerweile weitgehend unstrittig sein.

10.5 Einschlägige Guidelines

Das „Cape Town Statement of Geoethics" wurde oben bereits ausführlich dargestellt. Daneben haben nationale und supranationale geowissenschaftliche Fachgesellschaften teilweise eigene Richtlinien verabschiedet.

So haben beispielsweise die *European Geosciences Union* (EGU) und die *American Geophysical Union* (AGU) gemeinsam ein „statement of principles for a code of ethics for the geosciences" veröffentlicht, in dem sie unter den Schlagwörtern „Rigour, Respect, Responsibility" Verhaltensmaßgaben zusammenfassen (EGU/AGU 2018), die dem „Cape Town Statement" inhaltlich jedoch sehr nahekommen.

Dies gilt auch für die Regeln, auf die sich das *American Geosciences Institute* (AGI) verpflichtet hat (AGI, 2015). Die britische *Geological Society* verweist auf ihrer Webseite auf die Regeln der AGI.

Der Berufsverband Deutscher Geowissenschaftler (BDG) wiederum hat in seinem Verbandsorgan, den *BDG-Mitteilungen*, im Jahr 2020 einen Schwerpunkt zum Thema Geoethik herausgebracht (Heft #135), in dem vor allem auf die Aktivitäten der *International Association for Promoting Geoethics* und mithin auf das „Cape Town Statement of Geoethics" aufmerksam gemacht wird. Die Regelungslandschaft erweist sich damit als recht homogen.

Zitierte Dokumente und Gesetze

American Geosciences Institute (AGI). (2015). Guidelines for Ethical Professional Conduct. https://www.americangeosciences.org/community/ethical-professional-conduct/#:~:text=In%20day%2Dto%2Dday%20activities%20geoscientists%20should%3A&text=Act%20responsibly%20and%20with%20integrity,or%20omission%20of%20relevant%20facts.

European Geosciences Union und die American Geophysical Union (EGU-AGU). (2018). Joint EGU-AGU statement of principles for a code of ethics for the geosciences. https://www.egu.eu/news/403/joint-egu-agu-statement-of-principles-for-a-code-of-ethics-for-the-geosciences/

International Association for Promoting Geoethics (IAPG). (2017). The Cape Town Statement on Geoethics. *Annals of Geophysics 60*. https://doi.org/10.4401/ag-7553.

Literatur

Belilla, J., Iniesto, M., Moreira, D., Benzerara, K., Gérard, E., López-García, J. M., Kotopoulou, E., & López-García, P. (2022). Active Microbial Airborne Dispersal and Biomorphs as Confounding Factors for Life Detection in the Cell-Degrading Brines of the Polyextreme Dallol Geothermal Field. *mBio, 13*, e00307–22. https://doi.org/10.1128/mbio.00307-22.

Bobrowsky, P., Cronin, V. S., Di Capua, G., Kieffer, S. W., & Peppoloni, S. (2017). The Emerging Field of Geoethics. In L.C. Gundersen (Ed.), *Scientific Integrity and Ethics in the Geosciences*. (S. 175–212). Wiley and Sons. https://doi.org/10.1002/9781119067825.ch11.

Bradley, B. (2006). Two Concepts of Intrinsic Value. *Ethical Theory and Moral Practice, 9*, 111–130.

Cameron, E. (2023). Ethical Considerations for Responsible Geological Fieldwork and Sampling. https://www.geoethics.org/post/ethical-considerations-for-responsible-geological-fieldwork-and-sampling-by-enrico-cameron-italy.

Doorn, N. (2017). Do ecosystems have ethical rights? *Integr Environ Assess Manag, 13*(5), 953–955. https://doi.org/10.1002/ieam.1922

Dragone, N. B., Diaz, M. A., Hogg, I. D., Lyons, W. B., Jackson, W. A., Wall, D. H., et al. (2021). Exploring the boundaries of microbial habitability in soil. *Journal of Geophysical Research: Biogeosciences, 126*, e2020JG006052. https://doi.org/10.1029/2020JG006052

Frigo, G., & Ifanger, L. A. (2021). A Critique of (Weak) Anthropocentric Geoethics. In: M. Bohle, & E. Marone (Eds.), *Geo-societal Narratives*. Palgrave Macmillan. https://doi.org/10.1007/978-3-030-79028-8_5

Kant, I. 1785. *Grundlegung zur Metaphysik der Sitten*. (Hrsg. von B. Kraft & D. Schönecker). Meiner, 2016 [Seitenangaben nach der Akademie-Ausgabe].

Kinkade, D., & Shepherd, A. (2022). Geoscience data publication: Practices and perspectives on enabling the FAIR guiding principles. *Geosci Data J, 9*, 177–186. https://doi.org/10.1002/gdj3.120

Kirschvink, J. (2021). I Sincerely Apologize for my Mistake. https://masktesting.caltech.edu/apology/index.html

Matteucci, R., Gosso, G., Peppoloni, S., Piacente, S., & Wasowski, J. (2014). The Geoethical Promise: A Proposal. *Episodes, 37*(3), 190–191.

Peppoloni, S., & Di Capua, G. (2015). The meaning of Geoethics. In S. Peppoloni, & M. Wyss (Eds.), *Geoethics: ethical challenges and case studies in Earth Science*. Elsevier. https://doi.org/10.1016/B978-0-12-799935-7.00001-0

Peppoloni, S., & Di Capua, G. (2021). Current Definition and Vision of Geoethics. In M. Bohle, & E. Marone (Eds.), *Geo-societal Narratives*. Palgrave Macmillan. https://doi.org/10.1007/978-3-030-79028-8_2

Rea, A. W., & Munns, W. R. Jr. (2017). The value of nature: Economic, intrinsic, or both? *Integr Environ Assess Manag, 13*(5), 953–955. https://doi.org/10.1002/ieam.1924

Sahagún, L. (2021a). Caltech says it regrets drilling holes in sacred Native American petroglyph site. *Los Angeles Times*, 19. Juli. https://www.latimes.com/environment/story/2021-07-19/caltech-fined-for-damaging-native-american-cultural-site

Sahagún, L. (2021b). A Caltech scientist has apologized for damaging a sacred site. Is it enough? *Los Angeles Times*, 25. Juli. https://www.latimes.com/environment/story/2021-07-25/horrified-professor-apologizes-for-damaging-a-sacred-site

Steyn, B. (2024). Nature's Intrinsic Value. *Environmental Ethics, 46*(2), 107–130.

Zimmerman, M. J., & Bradley, B. (2019). Intrinsic vs. Extrinsic Value. In E. N. Zalta (Ed.), *The Stanford Encyclopedia of Philosophy* (Spring 2019 Edition). https://plato.stanford.edu/archives/spr2019/entries/value-intrinsic-extrinsic/

Forschung mit Kunst- und Kulturgütern 11

Inhaltsverzeichnis

11.1 Hintergrund

Als einzige noch lebende indigene Bevölkerungsgruppe in Europa waren die Sami seit dem 13. Jahrhundert massiver Unterdrückung und Zwangschristianisierung unterworfen. Bis heute wirft der Umgang mit ihren Kulturschätzen, die zu erheblichen Teilen in Museen weit ab von den Fundstätten und den traditionellen Gebieten der Sami gesammelt und ausgestellt werden, erhebliche ethische Fragen auf.

So fand sich das Museum der südthüringischen Mittelstadt Meiningen im Besitz einer Trommel nicht-lokaler Machart, die kaum in den sonstigen Fokus der Sammlung auf regionale Geschichte passte (Opitz, 2023). Ausgestellt wurde sie zusammen mit barocken Musikinstrumenten, passte aber auch dort nicht recht hin. Es handelte sich nämlich um eine Trommel, die im Prozess der Zwangschristianisierung der Sami von ihren eigentlichen Eigentümern geraubt und nach Kopenhagen gesandt worden war. Dort wurde sie – zunächst Teil des königlichen Kuriositätenkabinetts – 1757 dem Herzog von Sachsen-Hildburghausen als Hochzeitsgeschenk übergeben. Dessen Sammlung wurde in den Jahren 1825/1826 aufgelöst, und die Trommel ging für einige Zeit verloren. 1837 tauchte sie als Geschenk des Archivars Ludwig Bechstein an den Hennebergischen-altertumsforschenden Verein wieder

J.-H. Heinrichs, B. Heinrichs, *Verantwortungsvolle Forschung*,
https://doi.org/10.1007/978-3-662-72839-0_11

auf. Nach Umbenennung und Unterbrechung der Vereinstätigkeit in den Wirren der beiden Weltkriege wurde die Trommel Teil der Sammlung des neu gegründeten Museums Meiningen. Im Rahmen der Recherche von Sami-Historiker*innen und -Archäolog*innen nach Objekten ihrer Kultur in den Sammlungen europäischer Museen wurde man auf dieses Objekt aufmerksam und lieh es für die Ausstellung „Hvem eier historien?“ 2017 in Trondheim aus. Nicht lange danach, 2021, wurde die Bitte um Repatriation, also die Rückgabe an das Sami-Museum Saemien Sijte ausgesprochen. Mittlerweile wurde dieser Bitte nachgekommen, und es besteht eine Repatriierungsübereinkunft.

Dennoch stießen im Prozess ganz unterschiedliche Vorstellungen davon aufeinander, worum es sich bei der Trommel eigentlich handelt und was die Aufgabe derjenigen ist, die diese Trommel bewahren. Aus der Perspektive eines europäischen Museums handelt es sich um ein Objekt, das geeignet ist, einerseits zur Wissensvermittlung für das Museumspublikum, andererseits als Forschungsgegenstand in historischen Untersuchungen zu dienen. Dementsprechend bestehe die Aufgabe im Umgang mit diesem Objekt – neben dessen Erhalt – auch in der museumspädagogischen Wissensvermittlung und der historischen Forschung. Aus der Perspektive der Sami, oder besser der Museumskurator*innen im Sami Museum Saemien Sijte, handelt es sich um einen lebendigen Gegenstand, der zwar seine ursprüngliche Rolle im lokalen Zusammenleben wegen seines Alters und Zustandes nicht mehr spielen kann, der aber heimkehren und wieder einen Platz in einer lokalen Gemeinschaft einnehmen soll. Die sich daraus ergebende Aufgabe ist eher eine der Bewahrung und Fortführung einer lokalen Kultur als die der Kuration eines historischen Objekts. Auch wenn im Falle dieses spezifischen Gegenstandes eine Entscheidung dafür getroffen wurde, ihn zu erhalten, gibt es zahlreiche andere Fälle, in denen Bewahrung und Fortführung einer lokalen Kultur impliziert, Gegenstände wieder an die Natur zurück und der natürlichen Verwitterung anheimzugeben. Dass Letzteres für Forschende eine Herausforderung darstellt, wird durch die Vielzahl von juristischen Auseinandersetzungen deutlich, die um die Herausgabe von besonders alten Artefakten und Überresten geführt wurden.

11.2 Prinzipien

Die wichtigsten Prinzipien im Umgang mit Kunst- und Kulturgütern in der Forschung dürften Fürsorge, Nichtschaden und Gerechtigkeit sein. Zudem spielt eine Form der Achtung von Autonomie eine wichtige Rolle. Allerdings ist in diesem Kontext sehr viel schwieriger zu bestimmen, wer die geeigneten Subjekte der Fürsorge, der Schadensvermeidung, der Gerechtigkeit und sogar der Autonomie sind. Das ist deshalb der Fall, weil nicht nur – vielleicht nicht einmal in erster Linie – menschliche Individuen betroffen sind, wenn Kunst und Kulturgegenstände oder Kulturstätten erforscht werden, sondern Kollektivsubjekte wie Gesellschaften, Kulturen oder Nationen (für einen Überblick mit Fokus auf die Archäologie vgl. Scarre & Scarre, 2006, mit einem Fokus auf Museumsforschung Bounia, 2014).

11.3 Anforderungen

Im Forschungskontext muss zunächst geklärt werden, wer potenzielle Eigentums-, Nutzungs- oder andere Rechte an einem Objekt haben könnte und wessen Selbstbestimmung der Verstoß gegen solche Rechte einschränken würde. Das können einerseits mögliche Nachfahr*innen von ursprünglichen Rechteinhaber*innen sein, beispielsweise Nachfahr*innen von verstorbenen, deren Gräber untersucht werden, oder Nachfahr*innen von enteigneten Sammler*innen, deren Kunstschätze sich in Museumssammlungen finden. Es können zweitens Nationen sein, die rechtliche Regelungen zum Schutz von Kulturgütern erlassen haben, die auf ihrem Territorium gefunden werden oder an denen Vorgängernationen entsprechende Rechte hatten. In der Bundesrepublik Deutschland gilt beispielsweise mit dem „Kulturgutschutzgesetz" (KGSG) eine entsprechende Regelung. Es können drittens Gesellschaften sein, die in Kontinuität mit der Ursprungsgesellschaft eines jeweiligen Kunst- oder Kulturgegenstandes stehen, wenn der jeweilige Gegenstand kulturell bedeutsam war und es möglicherweise wieder sein könnte. Letztere sind wiederum oft keine homogenen Gruppen. Es können nicht nur unterschiedliche Gesellschaften Interesse an demselben Gegenstand anmelden, sondern es können auch innerhalb einer Gesellschaft unterschiedliche Vorstellungen von der Bedeutung des Gegenstandes herrschen oder unterschiedliche Positionen dazu, wer das Recht hat, für die Gesellschaft zu sprechen. Dennoch ist die Identifikation der relevanten Interessen- und Anspruchsträger und deren Einbeziehung in die Forschungsplanung – und eventuell den Forschungsprozess – die erste zentrale Verantwortung im Umgang mit Kunst- und Kulturschätzen. Sie kann so interessante Erfolge zeitigen wie die Einbeziehung von modernen englischen Druiden in die Straßenplanung um Stonehenge (im Detail nachzulesen auf den Seiten der Stonehenge Alliance (https://stonehengealliance.org.uk)), sie kann aber auch schlicht leer ausgehen, wenn niemand mehr ein anderes als das pure Forschungsinteresse an Kunst- und Kulturgütern hat, wie es beispielsweise bei einem Fund von Keltengräbern in Süddeutschland meist der Fall ist.

In Interaktion mit den so identifizierten Anspruchs- und Interessenträgern gilt es zu klären, was im Deutungssystem dieser jeweiligen Anspruchsträger als Nutzen oder als Schaden gilt. Selbst innerhalb einer weitgehend einheitlichen Interessengruppe – der Forschenden ohne kulturelle Bindung an ein Objekt – kann es zu Konflikten unterschiedlicher Aufträge oder Verantwortung gegenüber dem Forschungsobjekt kommen und damit zu unterschiedlichen Einschätzungen, was ein Schaden wäre. Dies ist insbesondere dann der Fall, wenn das Konservierungsinteresse mit dem Forschungsinteresse mindestens zu einem bestimmten Zeitpunkt der Technikentwicklung konfligiert. Berühmt ist in dieser Hinsicht der Fall der Schriftrolle von En-Gedi geworden. Diese wurden 1970 bei archäologischen Ausgrabungen in En-Gedi (Israel) in einer Lade einer antiken Synagoge gefunden. Die Schriftrolle war allerdings in stark zerstörtem Zustand. Die Hauptstruktur jenes Fragments, vollständig verbrannt und zerkleinert, hatte sich in Holzkohlestücke verwandelt, die sich bei Berührungen weiter zersetzten. Das aktuelle Forschungsinteresse hätte dafür gesprochen, die Schriftrollen dennoch unter Reinraumbedingungen und mit feinsten Instrumenten aufzurollen und zu lesen. Dafür sprach ebenfalls die Befürchtung, dass sich der Schaden durch weiteren Verfall nicht vollständig aufhalten ließe und deshalb möglicherweise dem Forschungsinteresse insgesamt durch eine zeitnahe Untersuchung besser gedient wäre. Glücklicherweise setzte sich das Konservierungsinteresse durch und die En-Gedi-Schriftrolle wurde von der israelischen Altertumsbehörde bewahrt und der Forschung entzogen. Im Jahr 2015 gelang es einem internationalen Forschungsteam unter der Leitung des Informatikers W. Brent Seales von der University of Kentucky dann, die ersten acht Verse des *Buches Levitikus* in der Schriftrolle zu enthüllen. Für das „virtuelle Auspacken" der Schriftrolle verwendeten die Forscher einen Mikro-Computertomographie-Scan, gefolgt von einer Volumenkartierungssoftware, um die Tinte in der verbrannten Schriftrolle zu lokalisieren und so den Text des Dokuments zu rekonstruieren (Seales et al., 2016).

Sehr viel komplexer wird die Erwägung, wenn unterschiedliche Interessengruppen und Anspruchsträger*innen unterschiedliche Vorstellungen von Nutzen und Schaden haben. So kann es sein, dass eine Nation den Verfall von Kultobjekten als einen Schaden deklariert – wie im Fall von En-Gedi –, während eine Ursprungsgesellschaft deren Konservierung als Schaden erachtet. Genau das war der Konflikt, der um die so genannten Kriegsgötter der A'shivi entbrannte, Holzstatuen, die regelmäßig neu geschnitzt und dann der Verwitterung anheimgegeben werden (Merrill et al., 1993). Aus der Perspektive US-amerikanischer Museen war der Verfall ein Schaden, aus der Perspektive der indigenen A'shivi war die Konservierung ein Schaden, weil die Statuen nicht ihrem vorgesehenen Zweck zugeführt und an die Natur zurückgegeben werden konnten (vgl. Taylor, 2023).

Eine in dieser Hinsicht leicht zu übersehende Form von Schaden ist der sogenannte epistemische Schaden. Gemeint ist damit, dass relevante Perspektiven und Interpretationen von Kunst- und Kulturgütern im Forschungsprozess möglicherweise systematisch ausgeblendet werden. Dies war lange – und ist teilweise noch – für die Perspektive von Herkunftsgemeinschaften der Fall. Forschungsprozesse sind oft durch Hintergrundannahmen und Methoden geprägt, die für alternative Deutungen und vor allem für traditionelle Wissensbestände nicht offen sind. Wird diese Forschung als autoritative Deutung eines Kunst- oder Kulturobjekts präsentiert, kann das die Fähigkeit zur eigenständigen Aneignung und Interpretation der eigenen Kultur beschädigen. Sind Mitglieder von Herkunftsgesellschaften darüber hinaus auch innerhalb des Forschungsprozesses nicht beteiligt, ist deren Perspektive vollständig ausgegrenzt und ihre epistemische Teilhabe wird unterlaufen. In diesen Kontext fällt auch die sogenannte kulturelle Aneignung, d. h. der Umstand, dass Personen außerhalb einer Ursprungsgemeinschaft Nutzen aus einem Kunst- oder Kulturgegenstand ziehen, den sie zugleich der Ursprungsgemeinschaft vorenthalten.

Welche konkreten Maßnahmen gefordert sind, um Schaden gegenüber betroffenen Personengruppen und Personen zu vermeiden, hängt allein schon aufgrund der unterschiedlichen involvierten Anspruchs- und Interessengruppen und deren unterschiedlichen Vorstellungen in erheblichem Maße vom Einzelfall ab. Dabei gilt es über die genannten Identifikationen von potenziellen Betroffenen und potenziellen Schäden hinaus zu beachten, dass konkrete Maßnahmen auch in ein Geflecht von institutionellen und rechtlichen Nebenbedingungen eingebunden sind sowie potenzielle Nebenwirkungen bergen. So ist beispielsweise ein Gespräch über die Rückgabe von Kulturgütern zwar grundsätzlich mit tatsächlich Betroffenen oder Anspruchsinhaber*innen zu führen, aber weil es sich dabei um eine außenpolitisch relevante Interaktion handelt, ist es oft erforderlich, Regierungsvertreter*innen im rückführenden und im Zielland zu involvieren. Solch eine Rückführung kann – um das Beispiel fortzuführen – zudem lokale Konflikte im Zielland beeinflussen und in eine ungewollte gesellschaftliche Einflussnahme ausarten (Wissenschaftliche Dienste des Deutschen Bundestags, 2021).

Obwohl sich ein erheblicher Teil der Debatte in der Ethik der Museumspraxis und der Archäologie auf die Bedingungen und Verfahren der Rückgabe konzentriert, handelt es sich dabei nur um eines von vielen möglichen Verfahren, mit bestimmten Konstellationen von unterschiedlichen Interessensgruppen umzugehen (Messenger, 2020). In anderen Konstellationen können beispielsweise Formen der Forschungsbeteiligung von Interessengruppen, Vorgaben für den Forschungsprozess und den respektvollen Umgang mit Objekten oder Vorgaben von konkreten Methoden der Lagerung und Konservierung die Interessen aller Beteiligten am besten abdecken.

Eine Besonderheit im Umgang mit Kunst- und Kulturgegenständen stellt die Erforschung von menschlichen Überresten dar (vgl. Robbins Schug et al., 2025). Diese finden sich einerseits in Gräbern und teilweise in engem Verbund mit Grabbeigaben und Totenpräparationen (Totenmasken, Mumien etc.). Sie finden sich andererseits in einer Vielzahl kultischer sowie alltäglicher Objekte, von Haaren in Perücken oder in Fächern über Knochen in Zeptern bis hin zu ganzen Raumausstattungen und Wänden aus Skeletttteilen. Man könnte argumentieren, dass der Umgang mit menschlichen Überresten in das Themenfeld „Forschung mit humanem Material" (s. Kap. 7) fällt. Tatsächlich stellen sich in diesem Kontext aber andere ethische Probleme und die Forschung findet überwiegend in anderen sachlichen Zusammenhängen statt, sodass es sinnvoll ist, sie als spezielle Art von Kulturgütern zu begreifen und folglich den Umgang mit ihnen in diesem forschungsethischen Kontext zu behandeln.

Tatsächlich unterscheidet man in der Erforschung menschlichen Materials grob nach rezenten und länger Verstorbenen. Dafür gibt es zwei systematische Gründe. Erstens spielt bei der Erforschung von menschlichen Überresten das Totengedenken der Lebenden eine erhebliche Rolle. Immer dort, wo man davon ausgehen muss, dass noch aktuales Totengedenken herrscht, wird in der Forschung eher ein Einwilligungsmodell – in diesem Fall die Einwilligung der Gedenkenden – genutzt. Wo kein solches Totengedenken vorliegt, ist das Einwilligungsmodell hingegen nicht einschlägig. Zweitens kann man bei in jüngerer Zeit Verstorbenen davon ausgehen, dass sie die Möglichkeit zu einer Körperspende an die Wissenschaft gehabt hätten. Wenn solch eine Einwilligung nicht vorliegt, dann gibt es Grund zu der Annahme, dass die Forschung gegen den Willen der Verstorbenen wäre. Eine solche Annahme könnte man – entgegen gegenwärtiger Praxis – auch dann machen, wenn Gräber besonders gegen ein Eindringen geschützt werden. Die diversen Schutzvorrichtungen historischer Gräber – von schweren Verschlusssteinen bis hin zu versteckten Grabkammern – legen diese Deutung nahe. Diese Form von schweigender Einwilligungsverweigerung ist aber in den meisten Fällen nicht mit einem noch aktiven

Totengedenken verquickt und wird deshalb auch nicht in Rechnung gestellt. Effektiv bedeutet das, dass Forschung an Überresten von Personen, die vor Jahrhunderten verstorben sind, in der Regel nicht auf der Grundlage des Einwilligungsmodells erfolgt. Ausnahmen können konkrete Gemeinschaften wie alte Kirchengemeinden oder bestimmte indigene Gesellschaften bilden (Fox & Hawks, 2019; Wagner et al., 2020), die auch vor langer Zeit verstorbenen Personen eine wichtige Rolle in der Gegenwartsgesellschaft zuweisen.

Dennoch erfolgt der Umgang mit menschlichen Überresten nach zusätzlichen Standards. Insbesondere sehen einschlägige Institutionen – meist forschende Museen – einen besonders respektvollen Umgang mit solchen Objekten vor. Welche Form diese Respektbezeugung annimmt, hängt vom kulturellen Kontext des jeweiligen Museums – selten dem kulturellen Kontext des Herkunftslandes eines Gegenstandes – ab und orientiert sich weitgehend an den Erwartungen im Umgang mit entsprechenden Ruhestätten.

11.4 Fazit

Die Forschung mit Kunst- und Kulturgütern steht exemplarisch für die ethische Komplexität, die entsteht, wenn wissenschaftliches Interesse auf historisch bedeutsame Objekte trifft, deren Bedeutung über den rein materiellen oder dokumentarischen Wert hinausgeht. In vielen Fällen sind diese Objekte nicht nur Zeugnisse vergangener Kulturen, sondern auch lebendiger Teil kollektiver Identität, Erinnerung und spiritueller Praxis – insbesondere für indigene oder marginalisierte Gruppen. Die zentrale Herausforderung besteht daher darin, berechtigte Forschungsinteressen mit Rechten, Ansprüchen und Wertvorstellungen unterschiedlicher Interessengruppen in Einklang zu bringen. Dies erfordert zum einen eine sorgfältige Identifikation und Einbindung der relevanten Anspruchsträger und eine Sensibilität für etwaige epistemische, kulturelle und spirituelle Schäden. Zum anderen bedarf es der Bereitschaft, konventionelle wissenschaftliche Praktiken kritisch zu hinterfragen, Alternativen wie partizipative Forschung, Rückgabe oder kontrollierte Nichtnutzung in Erwägung zu ziehen und mit rechtlichen wie politischen Rahmenbedingungen verantwortungsvoll umzugehen.

Besonderer Sorgfalt bedarf der Umgang mit menschlichen Überresten, da diese nicht nur Forschungsobjekte, sondern auch Träger von Würde und Teil aktiver Erinnerungskulturen sein können. Insgesamt zeigt sich: Ethisch verantwortungsvolle Forschung mit Kunst- und Kulturgütern verlangt weit mehr als Regelkonformität – sie setzt die Anerkennung von Vielstimmigkeit, historische Verantwortung und kulturelle Sensibilität voraus.

11.5 Einschlägige Guidelines

Im Jahr 2013 erarbeitete der Deutsche Museumsbund e. V. (DMB) erstmals Empfehlungen zum Umgang mit menschlichen Überresten in Museen und Sammlungen. Diese erste Fassung wurde 2021 umfassend überarbeitet. Der Leitfaden orientiert sich entlang der zentralen Aufgaben von Museen und bietet klare Regelungen, differenzierte Zugänge aus Fachdisziplinen sowie ein eigenes Kapitel zum Thema Rückgabe. Insbesondere betont das Dokument den Unrechtskontext zahlreicher Sammlungen und stärkt das Bewusstsein für die ethische Dimension im Umgang mit diesem sensiblen Sammlungsgut: Deutscher Museumsbund e. V. (2021). *Leitfaden. Umgang mit menschlichen Überresten in Museen und Sammlungen*. Berlin

Ebenfalls vom Deutschen Museumsbund liegt eine Richtlinie zum Umgang mit Gegenständen aus kolonialen Kontexten vor. Der Leitfaden bietet deutschen Museen eine praxisorientierte Arbeitshilfe für den Umgang mit ihrem Sammlungsgut. Er enthält grundlegende Informationen zum Thema „Kolonialismus und Museen" aus unterschiedlichen Fachbereichen und bindet auch die Perspektiven internationaler Expert*innen aus verschiedenen Herkunftsgesellschaften ein: Deutscher Museumsbund e. V. (2021). *Leitfaden. Umgang mit Sammlungsgut aus kolonialen Kontexten*. Berlin

Die „Ethischen Richtlinien für Museen" des *International Council of Museums* (ICOM) wurden erstmals 1986 verabschiedet und 2006 in Zürich in einer zweiten Auflage veröffentlicht. Diese Richtlinien dienen als international anerkannter Standard für die professionelle Arbeit von Museen und Museumsfachleuten. Der Leitfaden umfasst acht grundlegende Prinzipien, die durch spezifische Verhaltensrichtlinien ergänzt werden. Diese Prinzipien betreffen unter anderem die Bewahrung und Pflege von Sammlungen, die Förderung des öffentlichen Zugangs, die Zusammenarbeit mit Gemeinschaften, die rechtliche Konformität sowie die Förderung einer professionellen Haltung: ICOM – Internationaler Museumsrat (2006) *Ethische Richtlinien für Museen von ICOM*. Paris

Der Bericht „Koloniale Raubkunst – Möglichkeiten der Rückgabe verbrachter Objekte aus kolonialem Kontext" wurde 2021 von den Wissenschaftlichen Diensten des Deutschen Bundestages im Auftrag des Bundestages erstellt. Er dient als rechtliche und politische Analyse zur Restitution von Kulturgütern, die während der Kolonialzeit aus ehemaligen Kolonien nach Deutschland verbracht wurden: Wissenschaftliche Dienste des Deutschen Bundestages (2021). Koloniale Raubkunst. Möglichkeiten der Rückgabe verbrachter Objekte aus kolonialem Kontext. Sachstand WD 10 – 3000 – 005/21, Berlin.

Zitierte Dokumente und Gesetze

Kulturgutschutzgesetz, KGSG https://www.gesetze-im-internet.de/kgsg/index.html

Literatur

Bounia, A. (2014). Codes of ethics and museum research. *Journal of Conservation and Museum Studies, 12*(1), Article 5. https://doi.org/10.5334/jcms.1021214

Fox, K., & Hawks, J. (2019). Use ancient remains more wisely. *Nature, 572*(7771), 581583. https://doi.org/10.1038/d41586-019-02516-5

Merrill, W. L., Ladd, E. J., Ferguson, T. J., Cruwys, E., Downer, A. S., Feest, C. F., Frisbie, C. J., Herold, J., Jones, S., Layton, R., & Zimmerman, L. J. (1993). The Return of the Ahayu: da: Lessons for Repatriation from Zuni Pueblo and the Smithsonian Institution [and Comments and Replies]. *Current Anthropology, 34*(5), 523–567. http://www.jstor.org/stable/2744272

Messenger, P.M. (2020). Ethics of Collecting Cultural Heritage. In C. Smith (Ed.), *Encyclopedia of Global Archaeology*. Springer. https://doi.org/10.1007/978-3-030-30018-0_1175

Opitz, S. (2023). *The Institutional Process of Repatriation of Indigenous Heritage: The Case of the Sami Drum Freavnantjahke gievrie.* UiT The Arctic University of Norway. https://hdl.handle.net/10037/29732

Scarre, C., & Scarre, G. (2006). *The Ethics of Archaeology: Philosophical Perspectives on Archaeological Practice*. Cambridge University Press. https://doi.org/10.1017/CBO9780511817656

Robbins Schug, G., Halcrow, S.E., & de la Cova, C. (2025). They Are People Too: The Ethics of Curation and Use of Human Skeletal Remains for Teaching and Research. *Am J Biol Anthropol, 186*, e70013. https://doi.org/10.1002/ajpa.70013

Seales, W. B., Parker, C. S., Segal, M., Tov, E., Shor, P., & Porath, Y. (2016). From damage to discovery via virtual unwrapping: Reading the scroll from En-Gedi. *Sci Adv*, *2*(9), e1601247. https://doi.org/10.1126/sciadv.1601247

Taylor, J. (2023). The ethics of cultural heritage preservation. *Frontiers of Humanities & Social Sciences, 5*(1), 40. https://doi.org/10.69610/j.fhss.20230622

Wagner, J. K., Colwell, C., Claw, K. G., Stone, A. C., Bolnick, D. A., Hawks, J., Brothers, K. B., & Garrison, N. A. (2020). Fostering Responsible Research on Ancient DNA. *American Journal of Human Genetics, 107*(2), 183–195. https://doi.org/10.1016/j.ajhg.2020.06.017

Forschung und der Einsatz von Künstlicher Intelligenz (KI) 12

Inhaltsverzeichnis

12.1 Hintergrund

Sean Ekins von der *Collaborations Pharmaceuticals, Inc.* und sein Team waren vom Ergebnis ihrer Forschung selbst überrascht. Das Forschungsteam beschäftigte sich mit KI-Modellen für die Entwicklung neuer Arzneimittel (Urbina et al., 2022). Es hatte einen „Molekülgenerator" namens MegaSyn entwickelt, der bei der Suche nach neuartigen therapeutischen Inhibitoren für Targets für menschliche Krankheiten helfen sollte. MegaSyn war so konzipiert, dass zu erwartende Toxizität „bestraft" und zu erwartende therapeutische Wirkung „belohnt" wird. Dann überlegte das Team, ob man diese Logik auch einfach umkehren könnte. Die KI entwarf daraufhin nicht nur VX, sondern auch viele andere bekannte chemische Kampfstoffe, die das Team durch visuelle Überprüfung anhand von Strukturen in öffentlichen Chemiedatenbanken identifiziert hatte. Das war aber nicht alles: Die KI generierte bis dato unbekannte Moleküle. Das Forscherteam überprüfte sie und gelangte auf der Grundlage von vorhergesagten LD50-Werten zu der Einschätzung, dass sie sogar toxischer als bekannte chemische Kampfstoffe sind. Für Ekins et al. war dieses Ergebnis überraschend, da die Datensätze, die sie für das Training der KI verwendet hatten, keine Nervenkampfstoffe enthielten. Nach ihren Angaben nahmen

J.-H. Heinrichs, B. Heinrichs, *Verantwortungsvolle Forschung*,
https://doi.org/10.1007/978-3-662-72839-0_12

die von der KI erzeugten „virtuellen" Moleküle einen Bereich des „molecular property space" ein, der völlig getrennt von den Molekülen im organismusspezifischen LD50-Modell ist, der typischerweise Pestizide, Umweltgifte und Medikamente umfasst. Durch die Umkehrung der Logik hatte das Team nach eigenem Bekunden das harmlose generative KI-Modell von einem hilfreichen Werkzeug der Medizin in einen Generator potenziell tödlicher Moleküle verwandelt (Urbina et al., 2022, S. 189). Das Forschungsteam meinte schließlich, ohne übermäßig alarmistisch sein zu wollen, sollte man dieses Ergebnis als Weckruf nehmen. Es scheint nicht übertrieben, diese Forderung auf die gesamte Forschungsgemeinschaft auszudehnen, die sich mit KI beschäftigt. Offenbar handelt es sich bei der geschilderten Verwendung von KI zum Auffinden von besonders giftigen Stoffen um einen Fall von „dual use research of concern", also einem Problemzusammenhang, der oben bereits thematisiert wurde (s. Kap. 5). Problematisch ist mithin eine spezielle Form der Nutzung von Forschungsergebnissen und weniger der Forschungsprozess selbst. Bei forschungsethischen Themen steht hingegen zumeist der Forschungsprozess im Mittelpunkt. So geht es beispielsweise darum, wie man die Beteiligung von menschlichen Probanden verantwortungsvoll gestalten kann, sodass ihre Grundrechte gewahrt werden (s. Kap. 6). Oder es geht darum, wie man das Leiden von Versuchstieren minimieren kann (s. Kap. 8). Es wird dabei häufig vorausgesetzt, dass die Ziele dieser Forschung ethisch hochrangig sind (s. Kap. 3). Schließlich geht es um die Gewinnung grundlegender Einsichten oder um die Entwicklung neuer Anwendungen.

Bei KI scheint es häufig umgekehrt zu sein: Der Forschungsprozess selbst stellt sich als eher unproblematisch dar. Es sind spätere Anwendungen, die ethische Fragen aufwerfen. Es geht also oftmals um Technikfolgenabschätzung. Dies liegt nicht zuletzt daran, dass das Spektrum von KI-Anwendung enorm breit ist. KI wird gelegentlich als „general purpose technology" bezeichnet, vergleichbar mit der Dampfmaschine, der Elektrifizierung, dem Automobil oder dem Internet (Desantis, 2024). All diese Technologien haben das Potenzial, auf nützliche und auf schädliche Weise verwendet zu werden. Es gilt, dies bereits beim Forschungsprozess mitzubedenken und frühzeitig Vorkehrungen gegen etwaige missbräuchliche Verwendungen zu treffen.

Tatsächlich stellen sich aber bei der Forschung mit KI bereits eine Reihe von typischen forschungsethischen Fragen, etwa nach dem Ursprung und der Art der Daten. Bei näherer Betrachtung zeigt sich vor allem, dass eine strikte Trennung zwischen Forschungsprozessen einerseits und der Verwendung von Forschungsergebnissen andererseits nur bedingt hilfreich ist. So stellen sich etwa diskriminierende Effekte bei KI-Anwendungen zwar erst bei ihrer Nutzung ein; dennoch handelt es sich um ein Problem, das schon im Forschungsprozess angelegt ist. Im Folgenden geht es daher allgemein um ethische Problemstellungen, die sich im Kontext von KI ergeben.

12.2 Ethische Prinzipien

Weitgehend unbestritten ist, dass für den Einsatz von KI-basierten Anwendungen etablierte ethische Prinzipien wie Selbstbestimmung, Nichtschaden, Fürsorge und Gerechtigkeit (Beauchamp und Childress, 2024) zu beachten sind und gegebenenfalls konkretisiert werden müssen. Diskutiert wird, ob Transparenz bzw. Erklärbarkeit als weiteres Prinzip hinzugefügt werden sollte. Floridi und Cowls (2019) haben die vier Prinzipien von Beauchamp und Childress aufgegriffen und auf den Bereich von KI hin moderat spezifiziert. Sie gelangen auf diese Weise zu den Bereichen „Beneficence: Promoting Well-Being, Preserving Dignity, and Sustaining the Planet", „Non-Maleficence: Privacy, Security and 'Capability Caution'", „Autonomy: The Power to Decide (to Decide)" und „Justice: Promoting Prosperity, Preserving Solidarity, Avoiding Unfairness". Außerdem fügen sie ein fünftes Prinzip hinzu, das sie mit „Explicability: Enabling the Other Principles through Intelligibility and Accountability" bezeichnen. Sie halten dieses weitere Prinzip für „das fehlende Teil im Puzzle der KI-Ethik", denn nur mit seiner Hilfe könne gewährleistet werden, dass KI nützlich und nicht schädlich sei (Floridi & Cowls, 2019, Abs. 3.5). Das Prinzip der Erklärbarkeit verstehen sie sowohl im erkenntnistheoretischen Sinn von Verständlichkeit als auch im ethischen Sinn von Verantwortlichkeit. Entscheidend sei das Wissen darüber, wie KI an unserer Stelle handeln würde und wen wir im Falle eines schwerwiegenden, negativen Ergebnisses zur Verantwortung ziehen können. Dies wiederum sei nur möglich, wenn wir verstehen, warum ein KI-generiertes Ergebnis zustande gekommen ist.

Fraglich ist, ob Erklärbarkeit tatsächlich ein eigenständiges und kategorial gleichwertiges ethisches Prinzip neben den etablierten vier Prinzipien bilden muss, um Verständnis und vor allem Zurechenbarkeit und Verantwortlichkeit zu gewährleisten. Einige haben dem entgegengehalten, dass Erklärbarkeit zwar eine epistemische Voraussetzung für die Berücksichtigung ethischer Prinzipien sei, selbst aber kein ethisches Prinzip darstelle (Cortese et al., 2023). Erklärbarkeit wäre demnach zwar durchaus wichtig, aber eben kein gleichwertiges Prinzip neben den vier etablierten ethischen Prinzipien. Andere sind noch weitergegangen und haben angezweifelt, dass Erklärbarkeit überhaupt eine ethisch wichtige Forderung darstelle. London (2019) hat beispielsweise argumentiert, dass in der Medizin opake (also nicht erklärbare) Methoden und Verfahren weit verbreitet seien. So würden in randomisierten klinischen Studien oft lediglich Korrelationen zwischen Therapien und klinischen Effekten etabliert, ohne dass Wissen über kausale Mechanismen entstehe. Entscheidend sei die Zuverlässigkeit und Genauigkeit von Verfahren und Methoden, die man gut abschätzen könne. Folgt man dieser Ansicht, dann ist Erklärbarkeit zwar womöglich epistemisch attraktiv, aber es handelt sich nicht um ein ethisches Prinzip, sondern lediglich um ein Merkmal, das gegen andere Merkmale abgewogen werden kann und sich dabei oft sogar als weniger wichtig erweist.

Eine zusätzliche Dimension hat die Diskussion um den Stellenwert der Erklärbarkeit von KI durch die Datenschutzgrundverordnung (DSGVO) erhalten. Einige sehen dort ein Recht auf Erklärbarkeit niedergelegt (Goodman & Flaxman, 2017), andere haben dies zurückgewiesen (Wachter et al., 2017). Eine weitere Komplikation entsteht durch das seit dem Jahr 2024 gültige KI-Gesetz der EU, das ebenfalls einschlägige Passagen enthält. Die Diskussion um eine angemessene Auslegung dieser Rechtstexte bzw. die genaue Reichweite von Ansprüchen auf Erklärbarkeit ist einstweilen noch nicht abgeschlossen (Juliussen, 2025). Klar ist jedenfalls, dass die Erklärbarkeit von KI ein Thema ist, mit dem sich Forschende auseinandersetzen sollten. Selbst wenn es kein eigenständiges ethisches Prinzip sein sollte und selbst wenn die DSGVO bzw. das KI-Gesetz kein umfängliches Recht auf Erklärbarkeit festschreiben sollten – wie zumindest einige meinen –, dann bliebe es doch eine Forderung, die viele für wichtig halten und die man bei der Planung und Durchführung von Forschungsprojekten berücksichtigen sollte.

12.3 Anforderungen

Die etablierten ethischen Prinzipien konkretisieren sich im Bereich der Forschung mit KI teilweise zu Anforderungen, die aus anderen Forschungsbereichen bereits seit langem bekannt sind. Teilweise ergeben sich innerhalb der Ethik der KI aber auch neue Anforderungen oder zumindest spezielle Ausprägungen und Gewichtungen.

Informationelle Selbstbestimmung, Datenschutz und Urheberrecht

Das Grundrecht der informationellen Selbstbestimmung wurde oben im Kontext der Forschung mit humanbiologischem Material (s. Kap. 7) bereits ausführlich behandelt. Es ist bekannt, dass das Training von KI-Modellen besonders datenintensiv ist. Fragen der informationellen Selbstbestimmung stellen sich daher auch und teilweise sogar in verschärfter Form im Kontext der Forschung mit KI, da Daten hier in erheblichem Umfang verwendet werden. Grundsätzlich bildet für Länder der EU die DSGVO den einschlägigen Rechtsrahmen. Sie enthält komplexe Regelungen und sieht teilweise besondere Vorschriften für die Forschung vor, auf die hier nicht im Detail eingegangen werden kann (Quinn, 2021).

Das Recht auf informationelle Selbstbestimmung ist in besonderer Weise relevant, wenn es sich um sogenannte „besondere Kategorien personenbezogener Daten“ handelt. Unter diesem Begriff fasst die DSGVO in Art. 9 Daten, aus denen „die rassische und ethnische Herkunft, politische Meinungen, religiöse oder weltanschauliche Überzeugungen oder die Gewerkschaftszugehörigkeit hervorgehen“, sowie die „genetischen Daten, biometrischen Daten zur eindeutigen Identifizierung einer natürlichen Person, Gesundheitsdaten oder Daten zum Sexualleben oder der sexuellen Orientierung einer natürlichen Person“. Es sollte klar sein, dass die Verarbeitung solcher Daten nur mit der expliziten Zustimmung einer Person erfolgen darf. Mit Blick auf das Training von KI-Modellen stellen sich allerdings weitere Fragen, die u. a. Anonymität und Urheberrecht betreffen.

Solange Daten anonym sind, also nicht mit einer konkreten Person in Verbindung gebracht werden können, scheint ihre Nutzung keine individuellen Rechte zu verletzen. Fraglich ist, ob bzw. in welcher Weise dies bei der Verwendung von Daten zum Trainieren von KI-Modellen gewährleistet werden kann. Im Dezember 2024 hat das *European Data Protection Board* eine ausführliche Stellungnahme zu diesem Themenkomplex verabschiedet (EDPB, 2024). Anlass für die Stellungnahme war eine Anfrage der irischen Aufsichtsbehörde, die u. a. wissen wollte, unter welchen Bedingungen ein KI-Modell als anonym angesehen werden könne (EDPB, 2024, S. 2). In seiner Stellungnahme kommt das EDPB zu der Einschätzung, dass ein KI-Modell nur dann als anonym gelten könne, wenn unter Verwendung angemessener Mittel (i) die Wahrscheinlichkeit einer direkten (einschließlich probabilistischen) Extraktion personenbezogener Daten von Personen, deren personenbezogene Daten zum Trainieren des Modells verwendet wurden, und (ii) die Wahrscheinlichkeit, solche personenbezogenen Daten absichtlich oder unabsichtlich aus Abfragen zu erhalten, unerheblich, d. h. sehr gering sind. Ferner bemerkt das EDPB, dass die Wahrscheinlichkeiten unter Berücksichtigung „aller Mittel, die vernünftigerweise eingesetzt werden könnten", bewertet werden sollte und dass auch die unbeabsichtigte (Wieder-)Verwendung oder Offenlegung des Modells berücksichtigt werden müssten (EDPB, 2024, Rn. 43).

Auch wenn sich diese Stellungnahme primär an Datenschutzbehörden richtet und nicht an Forschende, so lässt sie doch erkennen, welche Anforderungen sich aus dem Prinzip der informationellen Selbstbestimmung und den daraus abgeleiteten Anforderungen des Datenschutzes bei der Erforschung und Entwicklung von KI-Modellen ergeben. Das EDPB benennt vier Schlüsselbereiche: 1. die Auswahl der Datenquellen (EDPB, 2024, Rn. 50), 2. die Aufbereitung von Daten, 3. Strategien zur Minimierung von Daten (EDPB, 2024, Rn. 51), methodische Entscheidungen bezüglich des Trainings (EDPB, 2024, Rn. 52) sowie 4. Maßnahmen hinsichtlich des Outputs eines KI-Modells (EDPB, 2024, Rn. 52). Es würde hier zu weit gehen, ausführlich auf alle Einzelheiten einzugehen. Es sollte aber deutlich geworden sein, dass Forschende, die KI-Modelle entwickeln, umfangreiche Vorkehrungen treffen müssen, um den Anforderungen des Datenschutzes zu entsprechen.

Ein Punkt soll dennoch gesondert hervorgehoben werden. Das EDPB weist ausdrücklich darauf hin, dass bei der Auswahl von Datenquellen auch sichergestellt werden muss, dass unangemessene Datenquellen ausgeschlossen wurden. Wie akut dieser Hinweis ist, zeigt ein Bericht des *Stanford Internet Observatory* (Thiel, 2023). Darin wird dargelegt, dass in einem offenen Datensatz, der zum Trainieren gängiger KI-Modelle verwendet wurde, kinderpornographisches Material enthalten war. Offenbar ist es technisch keineswegs einfach, dies gänzlich zu verhindern. Die Frage nach angemessenen Regulierungen ist längst nicht abgeschlossen, wobei auch eine Rolle spielt, ob bzw. wie zwischen offenen und geschlossenen *foundation models* unterschieden wird (Bommasani et al., 2024). Aus ethischer Perspektive scheint zumindest klar, dass Forschende dafür verantwortlich sind, die Nutzung und Verbreitung von kinderpornographischem und anderem unangemessenem Material in KI-Modellen mit allen Mitteln zu verhindern.

Ein anderes Problem betrifft die Verwendung von urheberrechtlich geschütztem Material zum Training von KI-Modellen. Im Dezember 2023 machte die *New York Times* öffentlich, dass sie *OpenAI* und *Microsoft* wegen der KI-Nutzung urheberrechtlich geschützter Artikel verklagt (Grynbaum & Mac, 2023). Näherhin führt die Zeitung in ihrem Bericht aus, dass die Klage keine genaue Geldforderung beinhalte. Es heißt jedoch, dass die Beklagten für „Milliarden Dollar an gesetzlichen und tatsächlichen Schäden“ im Zusammenhang mit der „rechtswidrigen Vervielfältigung und Nutzung der einzigartigen wertvollen Werke der Times“ haftbar gemacht werden sollten. Außerdem wird gefordert, dass die Unternehmen alle Chatbot-Modelle und Trainingsdaten vernichten, die urheberrechtlich geschütztes Material der *New York Times* verwenden.

OpenAI hat sich in einem Beitrag gegen die Vorwürfe verteidigt und u. a. geltend gemacht, die Nutzung von freizugänglichem Material falle unter die in den USA etablierte Fair-Use-Regelung (OpenAI, 2024). Außerdem weist *OpenAI* darauf hin, dass es ein *Opt-out*-Verfahren gebe. In Deutschland hat der Fotograf Robert Kneschke gegen den gemeinnützigen Verein LAION geklagt, weil dieser eines seiner Bilder in Trainingsdaten verwendet. In diesem Fall hat das Landgericht Hamburg die Klage mit der Begründung abgewiesen, dass die Nutzung nach § 60d des „Urheberrechtsgesetzes“ (UrhG) als Text- und Datamining zulässig sei (LG Hamburg, 2024). Mittlerweile zeichnet sich ab, dass es in vielen Ländern bald neue rechtliche Regelungen geben könnte, die die Nutzung von frei zugänglichem Material zum Zweck des Trainings von KI-Modellen regeln. Forschende müssen diese Entwicklungen beobachten und sorgfältig prüfen, welche Anforderungen sie bei konkreten Forschungsvorhaben erfüllen müssen.

Vermeidung von Schäden durch KI

Wie oben bereits erläutert, ist das Spektrum möglicher KI-Anwendungen sehr groß, und entsprechend vielfältig ist das Schädigungspotenzial. Wie das eingangs präsentierte Beispiel des Molekülgenerators MegaSyn zeigt, können nützliche Anwendungen aufgrund der Flexibilität von KI vergleichsweise leicht missbraucht werden. Es liegt in der Verantwortung von Forschenden, im Rahmen der Planung von Forschungsprojekten derartige Szenarien zu antizipieren und gegebenenfalls Schutzmechanismen zu entwickeln.

In manchen Bereichen ist das Risiko-Nutzen-Profil von KI-Anwendungen aber auch jenseits von Dual Use unklar und sollte entsprechend sorgfältig geprüft werden. Ein Beispiel dafür liefert der große Bereich der medizinischen KI-Anwendungen. Zwar bedürfen solche Anwendungen in der Regel eine behördliche Zertifizierung als Medizinprodukt. Eine umfassende Prüfung im Rahmen von klinischen Studien, wie man es von Arzneimitteln kennt, ist bislang aber nicht erforderlich. Zwar gibt es mittlerweile mehr Studien, ein aktuelles Review stellt aber dennoch fest, dass eine umfassendere Forschung, einschließlich multizentrischer Studien, verschiedener Ergebnismessungen und verbesserter Berichtsstandards dringend erforderlich sei (Han et al., 2024). Richtlinien für die Berichterstattung sind bereits vorgelegt worden (Liu et al., 2020). Nur anhand strenger Studien und mithilfe einheitlicher Standards kann das tatsächliche Nutzen-Risiko-Potenzial von medizinischer KI bewertet werden, was wiederum die Voraussetzung dafür ist, die Schädigung von Patient*innen effektiv zu verhindern.

Eine Komplikation ergibt sich dadurch, dass die Bewertung von medizinischer KI nicht nur die Betrachtung des Modells selbst, sondern vielmehr seiner Anwendung in einem konkreten Kontext erforderlich macht. Dies jedenfalls legen neuere Untersuchungen nahe. So zeigte eine Studie beispielsweise, dass ein KI-Modell mit hoher Genauigkeit (> 90 % Sensitivität und Spezifität) Fälle von diabetischer Retinopathie erkennt (Gulshan et al., 2016). Allerdings wurden dabei Bilder aus US-amerikanischen und indischen Kliniken verwendet. Eine weitere Studie untersuchte die Verwendung des gleichen KI-Modells in mehreren Kliniken in Thailand (Beede et al., 2020). Es stellte sich heraus, dass das Modell mit einer Reihe von Problemen konfrontiert war, die zunächst zu einer schlechteren Versorgung der Patient*innen führt. Das Autor*innenteam führt dazu aus, dass es durch seine Feldforschung vor und nach der Einführung des KI-Systems mehrere Faktoren entdecken konnte, die die Leistung des Modells beeinflussten. Einer dieser Faktoren waren schlechte Lichtverhältnisse in den Kliniken. Zwar waren diese schon immer ein Problem beim Erstellen der Bilder der Retina von Patient*innen. Aber durch die Verwendung des KI-Systems gewann dieses Problem erheblich an Bedeutung, da nun viele Bilder überhaupt nicht bewertet werden konnten, weil sie die Anforderungen des Systems nicht erfüllten. Obwohl das System darauf ausgelegt war, die Zeit zu verkürzen, die Patient*innen für die Versorgung benötigen, führte seine Einführung tatsächlich teilweise zu erheblichen Verzögerungen. Dies galt auch, wenn es Probleme mit der Netzwerkverbindung gab. Auch dann kam es bei Patient*innen, die zu einer Untersuchung gekommen waren, zu Verzögerungen oder sogar zu Terminverschiebungen. Schließlich führten Bedenken hinsichtlich möglicher Belastungen für die Patient*innen (Zeit, Kosten und Anfahrt) aufgrund der vom System ausgesprochenen Empfehlungen zur Überweisung vor Ort dazu, dass einige Pflegekräfte die Patient*innen davon abhielten, an der prospektiven Studie teilzunehmen (Beede et al., 2020, S. 9).

Dieses Beispiel belegt eindrücklich, dass eine belastbare Bewertung der Risiken und des Nutzens von medizinischen KI-Anwendungen nicht nur deren Genauigkeit in den Blick nehmen dürfen, sondern den Anwendungskontext mitbedenken müssen. Die Forschenden fordern daher einen „human-centered approach“: Durch einen solchen Ansatz vor und parallel zu prospektiven Bewertungen der Modellgenauigkeit ließen sich die kontextuellen Bedürfnisse von medizinischem Personal und Patient*innen vor einer flächendeckenden Einführung verstehen, und es könnten konkrete Empfehlungen zur Änderung des Systems wie auch des Einsatzortes gegeben werden (Beede et al., 2020, S. 10).

Vergleichbare menschzentrierte Ansätze könnten auch in anderen Bereichen helfen, die Risiken und den Nutzen von KI-Anwendungen verlässlich zu bestimmen. Forschende stehen in der Verantwortung, Bewertungsmechanismen zu entwickeln, um zu verhindern, dass sie das grundlegende Nichtschadensprinzip verletzen.

Vermeidung von Diskriminierung

Ein besonders intensiv diskutiertes Thema im Kontext von KI ist ihr Diskriminierungspotenzial. Ein bekanntes Beispiel ist ein System zur Erkennung von Hautkrebs, das bei dunklen Hauttypen deutlich schlechter funktioniert als bei hellen (Fliorent et al., 2024). Der Grund für die unterschiedliche Performanz liegt oft in Einseitigkeiten in den Trainingsdaten. Wenn bestimmte Gruppen in den Trainingsdaten signifikant unterrepräsentiert sind, führt dies zu schlechteren Ergebnissen. Verzerrungen in Trainingsdaten (*data bias*) sind aber nicht die einzige Ursache, die zu diskriminierenden Effekten von KI führen kann. Daneben gilt es auch *algorithmic bias* und *user bias* zu bedenken (Ferrara, 2024). Unter *algorithmic bias* versteht man den Umstand, dass ein verwendeter Algorithmus auf zweifelhaften Annahmen beruht oder problematische Kriterien beinhaltet; *user bias* hingegen bezeichnet Fälle, in denen die Nutzenden von KI-Anwendungen bewusst oder unbewusst Vorurteile haben und auf eine KI-Anwendung übertragen. Ein oft zitiertes Beispiel für *algorithmic bias* stammt aus dem Gesundheitsbereich. Obermeyer et al. (2019) konnten zeigen, dass ein in den USA verwendeter Algorithmen zur Steuerung von Gesundheitsentscheidungen Schwarzen Patienten dasselbe Risikoniveau wie Weißen zuwies, obwohl sie sehr viel kränker waren. Das Autor*innenteam führten dies auf den Umstand zurück, dass der Algorithmus die Gesundheitskosten als Platzhalter (*proxy*) für den Gesundheitsbedarf verwendet. Weil aber für Schwarze Patienten in der Vergangenheit bei gleichem Bedarf weniger Geld ausgegeben wurde als für Weiße, kam der Algorithmus zu dem irrigen Schluss, dass Schwarze Patienten gesünder sind als gleich kranke Weiße Patienten. Beispiele für *user bias* reichen von (bewusster oder unbewusster) einseitiger Datenauswahl bis hin zu vorurteilsgeleiteter Selektion von Ergebnisse, die ein KI-System liefert.

Im Bereich der Forschung mit KI stellen unterschiedliche Formen von Diskriminierung derzeit vermutlich eine der größten ethischen Herausforderungen dar, die nur durch Bemühungen auf unterschiedlichen Ebenen überwunden werden kann. Konkret wird vonseiten der Ethik der KI die Forderung erhoben, dass Forschung zu Fairness und Voreingenommenheit vorrangig die Diversifizierung von Trainingsdaten in den Fokus nehmen und sich mit den vielschichtigen Herausforderungen der Voreingenommenheit in generativen Modellen befassen sollte, vor allem solchen, die für die Erstellung synthetischer Daten und die Generierung von Inhalten verwendet werden (Ferrara, 2024). Des weiteren werden eine transparente Dokumentation von Trainingsdaten und Modellauswahl gefordert sowie die Diversifizierung von Entwicklungsteams.

Forschende sollten sich dieser Herausforderungen bewusst sein, sie in Forschungsprojekten aktiv aufgreifen und konkrete Strategien entwickeln. Es reicht sicher nicht mehr aus, auf die eingeschränkte Verfügbarkeit von Daten hinzuweisen oder auf die Schwierigkeit, diverse Teams zusammenzustellen. Für eine verantwortungsvolle KI-Forschung sind vielmehr aktive Maßnahmen erforderlich, um Diskriminierung auszuschließen.

Einflüsse auf die Umwelt

Seit einiger Zeit mehren sich kritische Stimmen, die auf die enorme Umweltbelastung hinweisen, die mit der Entwicklung und Nutzung von KI verbunden sind (van Wynsberghe et al., 2022). Zwar erscheint es nicht unproblematisch, mit der KI-Forschung einen einzelnen Forschungsbereich herauszugreifen und diesen auf seine Umweltverträglichkeit hin zu befragen, während andere Bereiche unbeachtet bleiben. Schließlich werden nicht nur in der KI-Forschung erhebliche Ressourcen verwendet, um neue Erkenntnisse zu gewinnen. Nach eigenen Angaben verbraucht beispielsweise die Forschungseinrichtung CERN jährlich etwa 1,3 Terawattstunden Strom. Zum Vergleich: Es wird berichtet, dass für das Training von OpenAIs Modell GPT-3 1.287 Megawattstunden erforderlich waren (Metha, 2024). Bei dieser Zahl muss natürlich berücksichtigt werden, dass mit dem Training des Modells der Energiebedarf nicht endet. Hinzu kommt, dass für das Training von KI-Modellen weitere Ressourcen benötigt werden, vor allem Rohstoffe wie Wolfram, Kupfer, Zinn, Aluminium und Gold für die Prozessoren und große Mengen Wasser zur Kühlung. Dennoch wird deutlich, dass die KI-Forschung jedenfalls nicht der einzige ressourcenintensive Wissenschaftsbereich ist. Gleichwohl ist es richtig und wichtig, diese Dimension der KI-Forschung aus forschungsethischer Sicht zu berücksichtigen.

Das Ethikkomitee des französischen *Centre national de la recherche scientifique* (CNRS), COMETS, hat sich bereits im Jahr 2022 in einer Stellungnahme für eine Integration umweltethischer Überlegungen in die Forschungsethik ausgesprochen (COMETS, 2022). Darin stellt das Ethikkomitee fest, dass die Berücksichtigung der Umwelt ein integraler Bestandteil der Forschungsethik sei und Forschende ihre Tätigkeit daher unter Berücksichtigung von Umweltaspekten zu betrachten hätten. Weiter bemerkt das Ethikkomitee, dass die Verantwortung von Forschenden nicht nur den ökologischen Fußabdruck einzelner Forschungspraktiken betreffe, sondern allgemeiner die Auswirkungen, die die Wahl eines bestimmten Forschungsthemas und einer bestimmten Herangehensweise auf die Umwelt im weitesten Sinne haben kann, sei es kurz-, mittel- oder langfristig (COMETS, 2022, S. 14). Dies sollte insbesondere auch für die KI-Forschung gelten. Konkret sind Forschende aufgefordert, sich ihrer Verantwortung für die Umwelt bewusst zu sein und etwaige negative Einflüsse bei Forschungsprojekten zu berücksichtigen.

12.4 Generative KI

Eine besondere Herausforderung für die Wissenschaft und weit darüber hinaus stellt sogenannte generative KI dar. Darunter versteht man, sehr allgemein gesprochen, KI-Modelle, die Texte, Bilder, Videos oder andere Formen von komplexen strukturierten Daten anhand von Eingaben (*prompts*) erzeugen. Die vermutlich bekannteste Anwendung dieser Art ist der Chatbot ChatGPT der Firma OpenAI. Mittlerweile gibt es aber viele Konkurrenzprodukte auf dem Markt.

Die Europäische Kommission (2024) hat „Living guidelines on the responsible use of generative AI in research" veröffentlicht, die sich speziell mit dieser Form von KI und ihrer Verwendung in der Wissenschaft beschäftigen. Das Dokument enthält Empfehlungen für individuelle Forschende, Forschungsorganisationen sowie für Fördereinrichtungen. Im Zentrum steht der Gedanke, dass wissenschaftliche Akteur*innen Verantwortung für ihr Handeln haben und die Verwendung von generativer KI an dieser Grundkonstellation nichts ändert. Insbesondere wird betont, dass generative KI nicht den Status einer Autorin oder eines Koautors haben kann. Damit sind offenbar Fragen der guten wissenschaftlichen Praxis berührt, die nicht Gegenstand dieser Einführung in die Forschungsethik sind. Mit ihren „Leitlinien zur Sicherung guter wissenschaftlicher Praxis" hat die Deutsche Forschungsgemeinschaft (DFG) umfassende und für die deutsche Wissenschaftsgemeinschaft verbindliche Richtlinien erlassen, die sie regelmäßig aktualisiert (DFG, 2024). Ergänzend dazu hat das Präsidium der DFG im Jahr 2023 eine Stellungnahme zum „Einfluss generativer Modelle für die Text- und Bilderstellung auf die Wissenschaften und das Förderhandeln der DFG" veröffentlicht (DFG, 2023), was zeigt, dass auch die DFG davon ausgeht, dass generative KI neue Chancen und Risiken für die Wissenschaft bereithält.

Hier sei nur kurz darauf hingewiesen, dass das Präsidium u. a. betont, dass „Wissenschaftlerinnen und Wissenschaftler [...] bei der öffentlichen Zugänglichmachung ihrer Ergebnisse im Sinne wissenschaftlicher Integrität offenlegen [sollten], ob und welche generativen Modelle sie zu welchem Zweck und in welchem Umfang eingesetzt haben." Zudem wird hervorgehoben, dass „in wissenschaftlichen Publikationen [...] nur die verantwortlich handelnden natürlichen Personen als Autorinnen und Autoren in Erscheinung treten [können]". Schließlich wird unterstrichen, dass bei „der Erstellung von Gutachten [...] der Einsatz von generativen Modellen mit Blick auf die Vertraulichkeit des Begutachtungsverfahrens unzulässig [ist]." (DFG, 2023, S. 2).

Die Verwendung von KI als Werkzeug zur Bewältigung typischer Aufgaben innerhalb der Wissenschaft wird mit Sicherheit zunehmen, und die Regeln dafür werden vermutlich fortentwickelt und präzisiert werden müssen. Einstweilen sollten Forschende aber bedenken, dass vor allem die Verwendung von generativer KI mit spezifischen Problemen verbunden sein kann, etwa dem Auftreten von schwer zu identifizierenden Fehlern (sogenanntes Halluzinieren). Die primäre Verantwortung für die Nutzung von KI liegt bei den Wissenschaftler*innen.

12.5 Fazit

Forschung mit KI ist zwar kein gänzlich neues, aber dennoch ein sehr dynamisches Forschungsfeld. Die ethischen Herausforderungen, die mit der Erforschung und Verwendung von KI verbunden sind, können sich zunächst an etablierten ethischen Prinzipien orientieren. Diese begründen bekannte Anforderungen für eine ethisch verantwortungsvolle Forschungspraxis, die allerdings teilweise neuartige Ausprägungen und Gewichtungen erfahren. Anders als in anderen Bereichen der

Forschungsethik kann der Umgang mit KI noch nicht auf eine lange Praxis zurückgreifen. Forschende müssen neue Entwicklungen daher besonders aufmerksam verfolgen und ihre eigene Forschung kritisch prüfen und gegebenenfalls selbst Strategien entwickeln, um ethischen Herausforderungen zu begegnen.

12.6 Einschlägige Guidelines

Den rechtlichen Rahmen für die Entwicklung und Verwendung von KI innerhalb der EU bildet seit kurzem das oben erwähnte KI-Gesetz, vor allem in Verbindung mit der DSGVO. Daneben ist in kürzester Zeit eine unüberschaubare Menge von Richtlinien und Dokumenten zum Thema verfasst worden.

Eine aktuelle Überblicksarbeit hat allein 200 Leitlinien und Empfehlungen zu KI zusammengetragen und darin 17 übergeordnete Prinzipien identifiziert (Corrêa et al., 2023). Es ist fraglich, ob diese Entwicklung zu einem verantwortungsvollen Umgang mit KI beiträgt oder nicht vielmehr einen Zustand herbeiführt, der von Unübersichtlichkeit und dem Gefühl der Überregulierung geprägt ist. Für die Forschung mit KI bleibt neben gesetzlichen Bestimmungen vor allem die akademische Selbstregulierung zentral, die durch Fachgesellschaften und wissenschaftliche Organisationen wie die DFG organisiert wird. Auch in Zukunft sollten Forschende vor allem dort nach Antworten auf konkrete ethische Fragen suchen.

Zitierte Dokumente und Gesetze

Deutsche Forschungsgemeinschaft (DFG). 2023. Stellungnahme des Präsidiums der Deutschen Forschungsgemeinschaft (DFG) zum Einfluss generativer Modelle für die Text- und Bilderstellung auf die Wissenschaften und das Förderhandeln der DFG. https://www.dfg.de/resource/blob/289674/ff57cf46c5ca109cb18533b21fba49bd/230921-stellungnahme-praesidium-ki-ai-data.pdf

Deutsche Forschungsgemeinschaft (DFG). 2024. Leitlinien zur Sicherung guter wissenschaftlicher Praxis. Kodex. Korrigierte Version 1.2. https://www.dfg.de/de/grundlagen-themen/grundlagen-und-prinzipien-der-foerderung/gwp/kodex

European Commission. 2024. Living guidelines on the responsible use of generative AI in research. https://research-and-innovation.ec.europa.eu/document/download/2b6cf7e5-36ac-41cb-aab5-0d32050143dc_en?filename=ec_rtd_ai-guidelines.pdf

Verordnung (EU) 2016/679 des Europäischen Parlaments und des Rates vom 27. April 2016 zum Schutz natürlicher Personen bei der Verarbeitung personenbezogener Daten, zum freien Datenverkehr und zur Aufhebung der Richtlinie 95/46/EG (Datenschutz-Grundverordnung) https://eur-lex.europa.eu/eli/reg/2016/679/oj

Verordnung (EU) 2024/1689 des Europäischen Parlaments und des Rates vom 13. Juni 2024 zur Festlegung harmonisierter Vorschriften für künstliche Intelligenz und zur Änderung der Verordnungen (EG) Nr. 300/2008, (EU) Nr. 167/2013, (EU) Nr. 168/2013, (EU) 2018/858, (EU) 2018/1139 und (EU) 2019/2144 sowie der Richtlinien 2014/90/EU, (EU) 2016/797 und (EU) 2020/1828 (Verordnung über künstliche Intelligenz) https://eur-lex.europa.eu/legal-content/DE/TXT/HTML/?uri=OJ:L_202401689#enc_1

Literatur

Beauchamp, T. L., & Childress, J. F. (2024). *Prinzipien der Bioethik*. Karl Alber.

Beede, E., Baylor, E., Hersch, F., Iurchenko, A., Wilcox, L., Ruamviboonsuk, P., & Vardoulakis, L. M. (2020). A Human-Centered Evaluation of a Deep Learning System Deployed in Clinics for the Detection of Diabetic Retinopathy. In *Proceedings of the 2020 CHI Conference on Human Factors in Computing Systems (CHI '20)*. (S. 1–12). Association for Computing Machinery, New York. https://doi.org/10.1145/3313831.3376718

Bommasani, R. et al. (2024). Considerations for governing open foundation models. *Science, 386*, 151-153. https://doi.org/10.1126/science.adp1848

COMETS. (2022). Integrating environmental issues into research practices – An ethical responsibility. Opinion No. 2022-43. https://comite-ethique.cnrs.fr/wp-content/uploads/2023/01/OPINION-2022-43.pdf

Corrêa, N. K., Galvão, C., Santos, J. W., Del Pino, C., Pinto, E. P., Barbosa, C., Massmann, D., Mambrini, R., Galvão, L., Terem, E., & de Oliveira, N. (2023). Worldwide AI ethics: A review of 200 guidelines and recommendations for AI governance. *Patterns, 4*(10), 100857. https://doi.org/10.1016/j.patter.2023.100857

Cortese, J. F. N. B., Cozman, F. G., Lucca-Silveira, M. P. et al. (2023). Should explainability be a fifth ethical principle in AI ethics?. *AI Ethics 3*, 123–134. https://doi.org/10.1007/s43681-022-00152-w

Desantis, M. (2024). Is AI a General Purpose Technology?. Carnegie Mellon University. Thesis. https://doi.org/10.1184/R1/26035135.v1

European Data Protection Board (EDPB). (2024). Opinion 28/2024 on certain data protection aspects related to the processing of personal data in the context of AI models. https://www.edpb.europa.eu/system/files/2024-12/edpb_opinion_202428_ai-models_en.pdf

Ferrara, E. (2024). Fairness and Bias in Artificial Intelligence: A Brief Survey of Sources, Impacts, and Mitigation Strategies. *Sci, 6*(1): 3. https://doi.org/10.3390/sci6010003

Fliorent, R., Fardman, B., Podwojniak, A., Javaid, K., Tan, I.J., Ghani, H., Truong, T.M., Rao, B., & Heath, C. (2024). Artificial intelligence in dermatology: advancements and challenges in skin of color. *Int J Dermatol, 63*: 455–461. https://doi.org/10.1111/ijd.17076

Floridi, L., & Cowls, J. (2019). A Unified Framework of Five Principles for AI in Society. Harvard *Data Science Review, 1*(1). https://doi.org/10.1162/99608f92.8cd550d1

Goodman, B., & Flaxman, S. (2017). European Union Regulations on Algorithmic Decision Making and a "Right to Explanation". *AI Magazine, 38*: 50–57. https://doi.org/10.1609/aimag.v38i3.2741

Grynbaum, M. M., & Mac, R. (2023). The Times Sues OpenAI and Microsoft Over A.I. Use of Copyrighted Work. *The New York Times*, 27. Dezember.

Gulshan, V., Peng, L., Coram, M., et al. (2016). Development and Validation of a Deep Learning Algorithm for Detection of Diabetic Retinopathy in Retinal Fundus Photographs. *JAMA, 316*(22), 2402–2410. https://doi.org/10.1001/jama.2016.17216

Han, R. et al. (2024). Randomised controlled trials evaluating artificial intelligence in clinical practice: a scoping review. *The Lancet Digital Health 6*(5), e367–e373. https://doi.org/10.1016/S2589-7500(24)00047-5

Juliussen, B.A. (2025). The Right to an Explanation Under the GDPR and the AI Act. In I. Ide et al. (Eds.), *MultiMedia Modeling. MMM 2025. Lecture Notes in Computer Science*, vol 15523. Springer. https://doi.org/10.1007/978-981-96-2071-5_14

Landgericht Hamburg. (2024). Urteil vom 27.09.2024. Az. 310 O 227/23. OpenJur 2024, 9199. https://openjur.de/u/2495651.html

Liu, X., Cruz Rivera, S., Moher, D. et al. (2020). Reporting guidelines for clinical trial reports for interventions involving artificial intelligence: the CONSORT-AI extension. *Nat Med, 26*, 1364–1374. https://doi.org/10.1038/s41591-020-1034-x

London A. J. (2019). Artificial Intelligence and Black-Box Medical Decisions: Accuracy versus Explainability. *The Hastings Center Report, 49*(1), 15–21. https://doi.org/10.1002/hast.973.

Metha, S. (2024). How much energy do LLMs consume? Unveiling the power behind AI. https://adasci.org/how-much-energy-do-llms-consume-unveiling-the-power-behind-ai/

Obermeyer, Z., Power, B., Vogeli, C. et al. (2019). Dissecting racial bias in an algorithm used to manage the health of populations. *Science, 366*, 447–453. https://doi.org/10.1126/science.aax2342

OpenAI. (2024). OpenAI and journalism. https://openai.com/index/openai-and-journalism/

Quinn, P. (2021). Research under the GDPR – a level playing field for public and private sector research?. *Life Sci Soc Policy, 17*, 4. https://doi.org/10.1186/s40504-021-00111-z

Thiel, D. (2023). Identifying and Eliminating CSAM in Generative ML Training Data and Models. https://purl.stanford.edu/kh752sm9123

Urbina, F., Lentzos, F., Invernizzi, C. et al. (2022). Dual use of artificial-intelligence-powered drug discovery. *Nat Mach Intell, 4*, 189–191. https://doi.org/10.1038/s42256-022-00465-9

van Wynsberghe, A., Vandemeulebroucke, T., Bolte, L., & Nachid, J. (2022). Special Issue "Towards the Sustainability of AI; Multi-Disciplinary Approaches to Investigate the Hidden Costs of AI". *Sustainability, 14*(24), 16352. https://doi.org/10.3390/su142416352

Wachter, S., Mittelstadt, B., & Floridi, L. (2017). Why a Right to Explanation of Automated Decision-Making Does Not Exist in the General Data Protection Regulation, *International Data Privacy Law, 7*(2), 76–99, https://doi.org/10.1093/idpl/ipx005

Teil IV

Verfahren der Forschungsbewertung

Verfahren ethischer Entscheidungsfindung 13

Inhaltsverzeichnis

Ethische Entscheidungsfindung umfasst im Kontext der Forschungsethik zwei unterschiedliche, wenn auch verwandte Prozesse. Es handelt sich einerseits um die individuelle Deliberation der Forschenden, die sich ein Urteil über die ethische Dimension der Projekte bilden, an denen sie beteiligt sind. Es handelt sich andererseits um die institutionell verankerte Entscheidungsfindung in Gremien der wissenschaftlichen Selbstkontrolle, etwa den Kommissionen für Ethik in der Forschung.

Diese beiden Prozesse sind zwar voneinander abhängig, folgen aber zu einem erheblichen Teil unterschiedlichen Gesetzmäßigkeiten. Die individuelle Meinungsbildung lässt sich am besten mit dem Modell des Überlegungsgleichgewichts erfassen, das auf John Rawls zurückgeht. Die Prozeduren in Gremien der wissenschaftlichen Selbstkontrolle hingegen orientieren sich sehr viel stärker an kriteriellen Verfahren, in denen überprüft wird, ob einzelne ethische Anforderungen erfüllt sind.

13.1 Das Überlegungsgleichgewicht einzelner Forschender

Ethische Deliberation insgesamt ist gut durch das von John Rawls eingeführte (Rawls, 1951) und von Norman Daniels (Daniels, 1979) weiterentwickelte Modell des Überlegungsgleichgewichts beschrieben. Es handelt sich dabei um eine Rekonstruktion moralischer Deliberation unabhängig von den jeweils verwendeten Inhalten. Als solche ist das Modell auch geeignet, individuelle Meinungsbildung über die ethische Dimension der eigenen Forschung zu erfassen. Zugleich enthält diese Be-

J.-H. Heinrichs, B. Heinrichs, *Verantwortungsvolle Forschung*,
https://doi.org/10.1007/978-3-662-72839-0_13

schreibung einige normativ relevante Hinweise, wie die individuelle Meinungsbildung angereichert werden kann.

Die Grundidee besteht darin, dass zwischen drei unterschiedlichen Arten von Überzeugungen ein Gleichgewicht hergestellt werden soll, und zwar, indem so lange Änderungen vorgenommen werden, bis alle Überzeugungen ein kohärentes Ganzes bilden, es also keine Widersprüche mehr gibt. Die erste Art von Überzeugungen bilden wohl erwogene Einzelurteile hinsichtlich moralisch relevanter Fälle. Im Falle der Forschungsethik handelt es sich dabei vor allem um die moralischen Einzelurteile zu eigenen früheren Forschungsprojekten und zu denen von Kolleg*innen. Daneben spielen aber auch verwandte Einzelfallüberzeugungen eine Rolle, etwa zum Umgang mit Tieren jenseits der Forschung, zum Umweltschutz etc. Mit den Einzelurteilen werden zunächst Überzeugungen über ethische Prinzipien abgewogen. Diese sollten einerseits die Prinzipien der Forschungsethik beinhalten (s. Kap. 1), können andererseits aber weitere von Forschenden akzeptierte ethische Normen enthalten. Zuletzt gehen in den Urteilsprozess weitere – psychologische, soziologische, anthropologische und biologische – Hintergrundannahmen ein, die für die Rechtfertigung und Revision ethischer Urteile relevant sind. Dazu können beispielsweise Überzeugungen zum Schmerzempfinden von Tieren oder zu den Grenzen der Zulässigkeit zwischenstaatlicher Gewalt zählen.

Der Prozess der Gleichgewichtsbildung besteht darin, die Konsistenz und Kohärenz der drei Gruppen von Überzeugungen zu prüfen und Überzeugungen so zu revidieren oder zu verwerfen, dass die Gesamtmenge möglichst widerspruchsfrei ist. Das Verfahren weist nicht von ungefähr eine gewisse Ähnlichkeit mit anderen Formen strukturierten Denkens auf, denn die Einzelfallüberzeugungen werden hier analog zu Beobachtungen, Prinzipien analog zu partikularen Theorien und die allgemeinen Hintergrundannahmen analog zu einem weiteren Theorieumfeld verstanden. Allerdings enthält das Verfahren des Überlegungsgleichgewichts keine vorgegebenen Gewichtungen, es gibt also keine Anleitung dazu, welche und wie viele Einzelfallüberzeugungen etwa aufzugeben wären, um ein ethisches Prinzip zu bewahren.

Obwohl das Modell des Überlegungsgleichgewichts teilweise vage bleiben muss und ein Teil der konkreten Deliberation unbewusst stattfindet, enthält es doch normativ wertvolle Leitlinien. Erstens wird darin kenntlich, dass Forschung kein ethisch isoliertes System ist. Forschungsethische Überlegungen sind in dieselben Hintergrundannahmen eingebunden wie alle anderen ethischen Überlegungen. Sie orientieren sich an einer breiten Menge ethischer Prinzipien, von denen nur wenige spezifisch für den Forschungskontext sind, und selbst die haben meist ein Analogon jenseits des Forschungskontexts. Zweitens ist die kompetente forschungsethische Überzeugungsbildung davon abhängig, dass man eine gewisse Basis ethischer Überzeugungen in den Prozess einbringt. Ein Gleichgewicht kann man besser herstellen, wenn die auszubalancierenden Mengen ähnlich groß und intern einigermaßen homogen sind. Das bedeutet, dass einseitige Information nur über Prinzipien der Forschungsethik ohne Berücksichtigung von Einzelfällen oder eine einseitige Meinungsbildung über Einzelfälle ohne ordnende Hintergrundannahmen die Urteilsbildung erschweren und das Ergebnis belasten. Diese Feststellung untermauert die Aufforderung der DFG an Forschende aller Karrierestufen, sich in guter wissenschaftlicher Praxis weiterzubilden. Sie unterstützt auch die Gestaltung der einschlägigen Materialien der DFG als Kombination aus einem prinzipienlastigen Kodex und einem Portal, das konkrete Information und allgemeine Hintergrundinformationen enthält (https://wissenschaftliche-integritaet.de).

Drittens ist das Überlegungsgleichgewicht nicht einfach das Resultat eines einmal zu durchlaufenden Prozesses, sondern das Ergebnis beständiger ethischer Deliberation und gegebenenfalls Revision. Die Gleichgewichtsbildung findet nicht im Nachgang zu einem Forschungsdesign statt, um zu überprüfen, ob es mit den bisherigen ethischen Überzeugungen kohärent ist. Vielmehr begleitet das Verhältnis ethischer Überzeugungen unterschiedlicher Reichweite bereits den Prozess wissenschaftlicher Überlegungen. Das bedeutet, dass Modelle forschungsethischen Nachdenkens defizitär sind, die dieses als eine Form von nachträglicher Prüfung an das Ende der Forschungsplanung verlegen. Forschende sind immer schon in der Lage und aufgefordert, ihre ethischen Überzeugungen bei der Planung von Forschungsvorhaben zu berücksichtigen und die ethischen Implikationen ihrer Vorhaben mit jenen Überzeugungen in ein Gleichgewicht zu bringen.

Die Struktur des Überlegungsgleichgewichts enthält demnach einen guten Hinweis für die Gestaltung forschungsethischer Handreichungen und Richtlinien sowie der Ausbildung in guter wissenschaftlicher Praxis. Diese dürften davon profitieren, wenn sie nicht ausschließlich eine der drei Überzeugungsmengen adressieren, sondern geeignet sind, zwei oder idealerweise alle drei Bestandteile des Überlegungsgleichgewichts zu ergänzen. Das ist auch der Grund, warum im vorliegenden Text durchweg zunächst konkrete Einzelfälle herangezogen wurden und die relevanten Prinzipien nicht nur vorgestellt, sondern auch vor dem Hintergrund ethischer Theorie eingeordnet wurden.

13.2 Wissenschaftliche Selbstkontrolle

Die ethische wissenschaftliche Selbstkontrolle in Deutschland hat ihre Wurzeln im Ethikkommissionsvorbehalt für medizinische Forschung, den die „Declaration of Helsinki“ seit 1975 erhebt (s. Kap. 6, Stichwort „Ethikkommissionen“), auch wenn bereits vorher erste Kommissionen eingeführt worden waren. International beginnt die Geschichte der Ethikkommissionen – mit Vorläuferinnen im Klinischen Zentrum der *US National Institutes of Health* seit 1953 (Hedgecoe, 2009) – spätestens in den 1960er-Jahren, wobei umstritten bleibt, ob sie als extern angeregte Reaktion auf kritische Ereignisse wie die Tuskegee-Syphilis-Studie zu deuten sind (Fitzgerald, 2005) oder als intern angestoßene Form der Verteilung von Verantwortung innerhalb von Forschungsinstitutionen (Hedgecoe, 2009).

Wissenschaftliche Selbstkontrolle ist heute in einer Vielzahl unterschiedlicher Kommissionen verankert, die teilweise sehr unterschiedliche Aufgaben und Befugnisse habe. Allein in Deutschland existiert eine Vielzahl unterschiedlicher Ethikkommissionen. Gesetzlich vorgeschrieben sind die medizinischen Ethikkommissionen, die u. a. Aufgaben nach dem Medizinprodukte-, Arzneimittel- und häufig auch dem Strahlenschutzgesetz übernehmen. Hinzu kommen Tierversuchskommissionen gemäß § 15 Tierschutzgesetz. Darüber hinaus richten Fachgesellschaften, wie etwa die Deutsche Gesellschaft für Psychologie, eigene Kommissionen ein. An vielen Forschungseinrichtungen und Universitäten bestehen zusätzlich standortübergreifende Ethikkommissionen sowie solche für bestimmte Fachbereiche. Außerdem gibt es einige Ethikkommissionen mit einer speziellen, enggefassten Zuständigkeit wie die Zentrale Ethikkommission für Stammzellenforschung (s. Kap. 7). Nicht zuletzt betreiben verschiedene Forschungsförderer eigene Ethik-Panels. Zusätzlich gibt es (s. Kap. 5) spezialisierte Ethikkommissionen für sicherheitsrelevante Forschung sowie Ombudspersonen und Kommissionen für Gute Wissenschaftliche Praxis.

Die konkreten Verfahren dieser Kommissionen unterscheiden sich in zahlreichen Details. Dabei fällt zuerst auf, wie das Verfahren einer jeweiligen Kommission initiiert wird. Für medizinische Forschung beispielsweise gilt, dass jedes Vorhaben eines Kommissionsvotums bedarf. Bei Kommissionen für sicherheitsrelevante Forschung hingegen hängt es in der Regel von der Selbsteinschätzung der Forschenden ab, ob sie an eine Kommission herantreten. Während die meisten Kommissionen der wissenschaftlichen Selbstkontrolle sich darin ähneln, dass sie überwiegend von Wissenschaftler*innen besetzt sind, gibt es Unterschiede insbesondere in der Strenge der Vorgaben und der Struktur ihrer Zusammensetzung. So ist die Zusammensetzung medizinischer Ethikkommissionen und die Beteiligung von juristischer, medizinischer sowie ethischer Expertise und der Betroffenenvertretung darin klar geregelt. Hingegen ist für die Mitgliedschaft in einer Kommission für Ethik der Sicherheitsrelevanten Forschung lediglich Forschungserfahrung erforderlich, und selbst dieser Bestandteil aus der Mustersatzung des *Gemeinsamen Ausschusses* kann in konkreten Institutionen verworfen werden. Ebenso unterschiedlich ist das Erfordernis von Aus- oder Weiterbildung für Kommissionsmitglieder und der Grad von Monitoring und Erfolgskontrolle. Dabei ist in der Literatur bereits aufgefallen, dass es teilweise durchaus abweichende Voten unterschiedlicher Ethikkommission bei denselben Fällen gibt (Rauch, 2024; Trace & Kolstoe, 2017). Dennoch lassen sich einige zentrale Gemeinsamkeiten festhalten.

Im Normalfall ist die Aufgabe der Kommissionen keine der normativen Ethik, d. h. der Prüfung und Revision ethischer Theorien und Ansätze, sondern die der fallbezogenen Angewandten Ethik. Das bedeutet, dass sie innerhalb eines institutions-, aufgaben- und fachspezifischen Rahmens ethischer und rechtlicher Prinzipien und gemäß eines mehr oder minder festgelegten Verfahrens darüber beraten, ob konkrete Forschungsvorhaben allen erforderlichen Standards entsprechen. Exemplarisch erarbeitet der Arbeitskreis medizinischer Ethikkommissionen derzeit eine Verfahrensrichtlinie für seine Mitglieder (Arbeitskreis Medizinischer Ethik-Kommissionen, 2025), der *Gemeinsame Ausschuss Sicherheitsrelevante Forschung* hat eine Mustersatzung und Verfahrensvorschläge für Kommissionen für Ethik sicherheitsrelevanter Forschung herausgegeben (Leopoldina & Deutsche Forschungsgemeinschaft, 2016). Daneben gibt es in der Literatur eine Vielzahl von Empfehlungen für die Arbeit von Ethikkommissionen, die von Verfahren der

Risikoabwägung (Heinrichs et al., 2025) bis hin zu partizipatorischen Optionen reichen (Felt et al., 2009; Schicktanz et al., 2012).

Das bedeutet zugleich, dass alle Kommissionen einen Rahmen von weitgehend operationalisierten ethischen und institutionellen Prinzipien voraussetzen, dessen Grundzüge oben beschrieben wurden (s. Kap. 1). Dieser Rahmen ist im Normalfall vorab transparent und bildet den Kern der Prüfungsaufgabe der jeweiligen Kommissionen. Das bedeutet aber nicht, dass Kommissionsmitglieder nicht zugleich weitere ethische Bedenken hinsichtlich eines Forschungsvorhabens hegen und äußern können. Welche Form und welche Wirksamkeit solche zusätzlichen Bedenken haben, hängt von der Aufgabenstellung der jeweiligen Kommission ab. Sie können als Randnotiz in den Sitzungsprotokollen oder in Minderheitsvoten in Beschlüssen und Mitteilungen auftauchen. Sie können aber auch von einer Kommission übernommen und als Empfehlung an Forschende zurückgespielt werden.

Nicht zuletzt lässt sich beobachten, dass Ethikkommissionen sukzessive zu einer Angleichung der forschungsethischen Standards über Regionen und Nationen hinweg führen. Alle Kommissionen werden vor dem Hintergrund eines in irgendeiner Form festgelegten institutionellen Rahmens eingerichtet. Dieser Rahmen, ob nun von einer Forschungseinrichtung formuliert, den Empfehlungen einer größeren Fachgesellschaft folgend oder gar staatlich oder überstaatlich reguliert, wird in nahezu allen Fällen vor dem Hintergrund der forschungsethischen Fachdiskussion entwickelt. Auch dann, wenn Kommissionsmitglieder keine gesonderte Schulung durchlaufen und die ethische Fachexpertise in einer Kommission nur randständig vertreten ist, sorgt dieser institutionelle Rahmen für eine Angleichung lokaler Entscheidungsverfahren an internationale Fachdebatten. Dazu kommt, dass es internationale Fachgesellschaften gibt, die die Angleichung der Standards und Verfahren jeweils ähnlicher Kommissionen vorantreiben. Dazu zählt beispielsweise *Rat für internationale Organisationen der medizinischen Wissenschaften* (*Council for International Organizations of Medical Sciences*, CIOMS), eine nichtstaatliche Organisation, die ethische Leitlinien für Gesundheitsforschung und die Entwicklung und Sicherheit medizinischer Produkte entwickelt (Council for International Organizations of Medical Sciences (CIOMS), 2016), oder die UNESCO, die Empfehlungen für die Einrichtung von Ethikkommissionen in zahlreichen Forschungsfeldern, beispielsweise das *Assisting Bioethics Committees Program* (https://www.unesco.org/en/ethics-science-technology/abc) eingerichtet hat, oder die WHO und ihr *Global guidance framework for the responsible use of the life sciences: mitigating biorisks and governing dual-use research* (World Health Organisation, 2022).

Literatur

Arbeitskreis Medizinischer Ethik-Kommissionen. (2025). Verfahrensordnung für die Erarbeitung von Richtlinien im Sinne des § 41d AMG und § 32a MPDG. https://www.akek.de/wp-content/uploads/Verfahrensordnung-fuer-die-Erarbeitung-von-Richtlinien-des-AKEK_Stand-02.04.2025.pdf

Council for International Organizations of Medical Sciences (CIOMS). (2016). *International Ethical Guidelines for Health-related Research Involving Humans* (4 ed.). https://doi.org/10.56759/rgxl7405

Daniels, N. (1979). Wide Reflective Equilibrium and Theory Acceptance in Ethics. *Journal of Philosophy*, *76*(5), 256–282.

Felt, U., Fochler, M., Müller, A., & Strassnig, M. (2009). Unruly ethics: on the difficulties of a bottom-up approach to ethics in the field of genomics. *Public Understanding of Science*, *18*(3), 354–371. https://doi.org/10.1177/0963662507079902

Fitzgerald, M. H. (2005). Punctuated equilibrium, moral panics and the ethics review process. *Journal of Academic Ethics*, *2*(4), 315–338.

Hedgecoe, A. (2009). "A form of practical machinery": the origins of Research Ethics Committees in the UK, 1967–1972. *Med Hist*, *53*(3), 331–350. https://doi.org/10.1017/s0025727300000211

Heinrichs, J.-H., Ergin Aslan, S., Alex, K., Brenneis, A., Conradie, N. H., Hähnel, M., Kropf, M., Kuck, J., Lev, O., Philippi, M., & Risse, V. (2025). *Guideline on dual use and misuse of research for committees for ethics in security relevant research (KEFs)*. Verlag des Forschungszentrums Jülich.

Nationale Akademie der Wissenschaften Leopoldina, & Deutsche Forschungsgemeinschaft. (2016). Mustersatzung für Kommissionen für Ethik sicherheitsrelevanter Forschung. https://www.sicherheitsrelevante-forschung.org/wp-content/uploads/2022/10/2016_Mustersatzung_fu%CC%88r_KEFs.pdf

Rauch, G. (2024). Kritik an Lauterbachs Plänen führt in die Irre. *Der Tagesspiegel*. https://background.tagesspiegel.de/gesundheit-und-e-health/briefing/kritik-an-lauterbachs-plaenen-fuehrt-in-die-irre

Rawls, J. (1951). Outline of a Decision Procedure for Ethics. *The Philosophical Review*, *60*(2), 177197.

Schicktanz, S., Schweda, M., & Wynne, B. (2012). The ethics of 'public understanding of ethics'—why and how bioethics expertise should include public and patients' voices. *Medicine, Health Care and Philosophy*, *15*(2), 129139. https://doi.org/10.1007/s11019-011-9321-4

Trace, S., & Kolstoe, S. E. (2017). Measuring inconsistency in research ethics committee review. *BMC Medical Ethics*, *18*(1), 65. https://doi.org/10.1186/s12910-017-0224-7

World Health Organisation. (2022). *Global guidance framework for the responsible use of the life sciences: mitigating biorisks and governing dual-use research*. Retrieved from https://www.who.int/publications/i/item/9789240056107

Exportkontroll-rechtliche Aspekte 14

Jochen Kuck

Inhaltsverzeichnis

Der folgende Überblick behandelt die rechtliche Situation im Hinblick auf die Regulierung von sogenannten Dual-Use-Gütern – also Gütern, die primär für zivile Zwecke bestimmt sind, aber auch für militärische Anwendungen genutzt werden können. Diese Güter stehen gemeinsam mit klassischem Rüstungsgut im Zentrum des Exportkontrollrechts. Darüber hinaus werden Überwachungstechnologien seit 2021 unter die Dual-Use-Güter subsumiert.

Die Ausführungen dieses Kapitels basieren auf dem Beitrag „Rechtliche Situation – Regulierung" in Heinrichs, J.-H., Ergin Aslan, S., Alex, K., Brenneis, A., Conradie, N. H., Hähnel, M., Kropf, M., Kuck, J., Lev, O., Philippi, M., & Risse, V. (2025). *Guideline on dual use and misuse of research for committees for ethics in security relevant research (KEFs).* Verlag des Forschungszentrums Jülich.

J.-H. Heinrichs, B. Heinrichs, *Verantwortungsvolle Forschung*,
https://doi.org/10.1007/978-3-662-72839-0_14

Ziel der Exportkontrolle ist es, Deutschland und seine internationalen Partner vor den Risiken zu schützen, die mit der Verbreitung konventioneller Waffen, Massenvernichtungswaffen sowie den dafür notwendigen Technologien verbunden sind. Mit der Exportkontrolle soll insbesondere verhindert werden, dass kritische Güter und Technologien in die Hände von Akteuren gelangen, deren Aktivitäten die Sicherheitsinteressen der Bundesrepublik Deutschland und ihrer Verbündeten gefährden. Dazu gehören sowohl nicht-staatliche Akteure, wie beispielsweise terroristische Gruppen, als auch Staaten, die bestimmte Technologien zur inneren Repression oder zu Menschenrechtsverletzungen missbrauchen. Ferner soll die Exportkontrolle verhindern, dass die Verbreitung bestimmter Güter und Technologien zur weiteren Destabilisierung von Krisenregionen beitragen.

Eine effektive Exportkontrolle setzt eine enge Zusammenarbeit zwischen staatlichen Behörden, der Industrie und wissenschaftlichen Einrichtungen und Hochschulen voraus. Sie ist zudem ein wesentlicher Bestandteil der Forschungssicherheit.

Aus deutscher Perspektive richtet sich die Exportkontrolle in erster Linie auf Aktivitäten mit Partner*innen oder Auftraggeber*innen in Ländern außerhalb der Europäischen Union, da das Überschreiten der EU-Außengrenze eine Ausfuhr konstituiert und dies Rechtspflichten auslösen kann. Für Forschende ist jedoch besonders relevant, dass auch scheinbar rein innerstaatliche Vorgänge – wie etwa der Austausch sensiblen Wissens mit Gastwissenschaftler*innen aus dem Ausland – unter das Exportkontrollrecht fallen können. Dies betrifft insbesondere den Bereich der sogenannten „technischen Hilfe", der die Weitergabe von Know-how umfasst.

Darüber hinaus sieht das Exportkontrollrecht im Kontext von Länderembargos weitreichende Sanktionen gegen natürliche und juristische Personen vor, darunter Universitäten und außeruniversitäre Forschungseinrichtungen. Diese Sanktionen gelten unabhängig vom Aufenthaltsort der betroffenen Personen und können gravierende persönliche und institutionelle Folgen haben. Dazu gehört insbesondere das sog. Bereitstellungsverbot, wonach gelisteten Personen keine wirtschaftlichen Ressourcen zur Verfügung gestellt werden dürfen. Zudem bestehen für bestimmte Staaten Embargobestimmungen, die Forschungskooperationen, Projekte, Technologietransfer und den Einsatz von Personal aus diesen Embargostaaten stark einschränken können. Bestimmte Aktivitäten sind nach den Regelungen der Embargos sogar gänzlich verboten.

Für Forschende ist es daher essenziell, sich der exportkontrollrechtlichen Rahmenbedingungen bewusst zu sein – nicht nur zur Einhaltung gesetzlicher Vorschriften, sondern auch im Sinne einer ethisch verantwortungsvollen Wissenschaftspraxis. Der Schutz sensibler Technologien vor missbräuchlicher Verwendung steht in engem Zusammenhang mit den Prinzipien der Forschungsethik, vor allem dem Nichtschadensprinzip, und der gesellschaftlichen Verantwortung der Wissenschaft.

14.1 Rechtsgrundsatz und Ausnahmen

In Deutschland und der Europäischen Union ist der Außenwirtschaftsverkehr – also der Handel sowie der Technologietransfer mit dem Ausland – grundsätzlich frei. Das bedeutet, dass für grenzüberschreitende Aktivitäten in der Regel keine gesonderten Genehmigungen erforderlich sind.

Allerdings bestehen wichtige Ausnahmen: Für bestimmte Länder, Personen oder Organisationen kann die Ausfuhr von Gütern, Technologien oder auch die Bereitstellung wirtschaftlicher Ressourcen vollständig untersagt sein – etwa aufgrund internationaler Embargobestimmungen oder Sanktionsverordnungen. Solche Regelungen dienen dem Schutz sicherheitspolitischer Interessen und der Durchsetzung völkerrechtlicher Normen.

Besondere Relevanz hat dies im Bereich der sogenannten Dual-Use-Güter – also Waren, Technologien und Softwareprogrammen, die sowohl zivil als auch militärisch nutzbar sind (s. Kap. 5). Ihre Ausfuhr sowie die Weitergabe entsprechender technischer Informationen als sog. Technologie bedürfen unabhängig vom konkreten Forschungszweck bzw. vom Fördermittelgeber einer behördlichen Genehmigung. Dies gilt auch für den rein wissenschaftlichen Austausch und betrifft damit direkt die Forschungspraxis.

Aus rechtlicher Sicht liegt eine Ausfuhr vor, wenn das Ziel der Lieferung oder des Transfers einer Information außerhalb der Europäischen Union liegt – unabhängig davon, ob es sich um ein physisches Produkt oder um immaterielles Wissen handelt.

14.2 Wissenschaftsfreiheit und Zivilklauseln

Art. 5 Abs. 3 des Grundgesetzes für die Bundesrepublik Deutschland besagt:

> „Kunst und Wissenschaft, Forschung und Lehre sind frei. Die Freiheit der Lehre befreit nicht von der Verpflichtung zur Treue."

Es ist wichtig zu beachten, dass selbst dieses Grundrecht auf Forschungsfreiheit keine Forschungseinrichtung oder Forscher*innen von ihrer gesetzlichen Verpflichtung zur Einhaltung des Exportkontrollrechts befreit. Die Wissenschaftsfreiheit wird durch das Grundgesetz nicht schrankenlos geschützt, da verfassungsimmanente Begrenzungen, wie etwa die staatliche Sicherheit, ebenfalls grundgesetzlich geschützt sind.

Der Grundgedanke der Exportkontrolle ist es, Missbrauch zu verhindern, nicht aber die Forschung einzuschränken. Dies ist insbesondere eine Herausforderung, wenn es um die Veröffentlichung von Ergebnissen mit Dual-Use-Potential geht, da die Veröffentlichung Teil Guter Wissenschaftlicher Praxis ist.

14.3 Bedeutung der Exportkontrolle in der Wissenschaft

Die Bedeutung der Exportkontrolle in der wissenschaftlichen Forschung hat in den vergangenen Jahren deutlich zugenommen. Gründe dafür sind u. a. die wachsenden geopolitischen Spannungen sowie eine verstärkte Sensibilisierung und Kontrolle durch deutsche Behörden an Universitäten und Forschungseinrichtungen. Um akademische Institutionen bei der Einhaltung exportkontrollrechtlicher Vorschriften zu unterstützen, hat die Europäische Kommission die *Empfehlung (EU) 2021/1700* zu internen Compliance-Programmen (ICP) veröffentlicht. Diese Empfehlung bezieht sich auf die Umsetzung der *Dual-Use-Verordnung (EU) 2021/821*, die einheitliche Regelungen für die Kontrolle der Ausfuhr, Vermittlung, technischen Unterstützung, Durchfuhr und Verbringung von Dual-Use-Gütern festlegt.

Auch auf nationaler Ebene wurden entsprechende Unterstützungsmaßnahmen ergriffen: Das Bundesamt für Wirtschaft und Ausfuhrkontrolle *(BAFA)* hat ein spezielles *Handbuch zur Exportkontrolle in der Wissenschaft* veröffentlicht und führt regelmäßig Informationsveranstaltungen für Hochschulen und Forschungseinrichtungen durch (BAFA, 2022).

Für wissenschaftliche Institutionen ist die Exportkontrolle von besonderer Relevanz, da sie mit spezifischen Risikofaktoren konfrontiert sind: Dazu zählen das grundsätzliche Bekenntnis zum freien Wissensaustausch, die Entwicklung und Nutzung sensibler Spitzentechnologien, komplexe institutionelle Strukturen sowie die international vernetzte Forschungslandschaft. Diese Faktoren erhöhen die Wahrscheinlichkeit, dass sensible Technologien unbeabsichtigt oder unzureichend geschützt in sicherheitskritische Kontexte gelangen.

Zudem stellt die Regulierung neuartiger Schlüsseltechnologien die Exportkontrollpolitik vor erhebliche Herausforderungen. Technologien wie Künstliche Intelligenz (s. Kap. 12) oder Quantencomputing zeichnen sich durch ein hohes Missbrauchspotenzial und vielfältige zivil-militärische Anwendungsmöglichkeiten aus. Erst kürzlich wurde daher Quantencomputing-Technologie sowie die zugehörige elektronische Hardware in die deutsche Ausfuhrliste aufgenommen – ein deutliches Zeichen für die zunehmende Bedeutung dieses Themas an der Schnittstelle von Wissenschaft, Sicherheit und Ethik.

14.4 Rechtsquellen

Die wichtigsten Rechtsquellen im Bereich der Exportkontrolle sind:

Kriegswaffenkontrollgesetz (KrWaffKontrG)
Außenwirtschaftsgesetz (AWG)
Außenwirtschaftsverordnung (AWV), einschließlich Ausfuhrliste (AL)
EU-Verordnung (EU) 2021/821 über Güter mit doppeltem Verwendungszweck, einschließlich Anhang I mit einer Liste von Gütern mit doppeltem Verwendungszweck

Embargoverordnungen, z. B. Iran (EU) Nr. 267/2012 oder Russland (EU) 833/2014
Anti-Terrorlisten Al-Qaida, VO (EU) Nr. 881/2002; Afghanistan/Taliban, VO (EU) Nr. 753/201

14.5 Begriffsbestimmungen, gelistete Güter und nicht gelistete Güter

Ein grundlegender Begriff im Exportkontrollrecht ist der der *,Güter'*, der drei Unterkategorien umfasst: *Waren, Technologie und Software*. Die EU-*Dual-Use-Verordnung (EU) 2021/821* definiert

„Güter mit doppeltem Verwendungszweck" als „Güter einschließlich Datenverarbeitungsprogramme (Software) und Technologie, die sowohl für zivile als auch für militärische Zwecke verwendet werden können; darin eingeschlossen sind Güter, die zur Konstruktion, Entwicklung, Herstellung oder zum Einsatz von nuklearen, chemischen oder biologischen Waffen oder ihren Trägersystemen verwendet werden können, einschließlich aller Güter, die sowohl für nichtexplosive Zwecke als auch für jedwede Form der Unterstützung bei der Herstellung von Kernwaffen oder sonstigen Kernsprengkörpern verwendet werden können" (Art. 2.1 (EU) 2021/821).

Die betroffenen Güter – einschließlich der entsprechenden Technologien und Software – sind im *Anhang I* der EU-Verordnung detailliert gelistet. In der Exportkontrolle wird daher auch häufig von „gelisteten" Gütern bzw. Technologien gesprochen.

Sobald ein solches Gut an einen Empfänger außerhalb der EU geliefert werden soll, ist vor dem Export eine Ausfuhrgenehmigung durch das Bundesamt für Wirtschaft und Ausfuhrkontrolle erforderlich (Art. 3 (EU) 2021/821). Besonders sensibel sind die in Anhang IV aufgeführten Güter: Für deren Übermittlung besteht selbst innerhalb der EU eine Genehmigungspflicht (Art. 11 (EU) 2021/821).

Rechtlich umfasst der Begriff ,Ausfuhr' jede Form der grenzüberschreitenden Bereitstellung – sei es physisch, per Post, elektronisch (etwa durch Datenübermittlung per E-Mail oder per Cloudzugriff) oder sogar durch Mitnahme im Handgepäck auf einer Reise.

Um ein besseres Verständnis dafür zu entwickeln, welche konkreten Güter unter die Dual-Use-Verordnung fallen, lohnt sich ein Blick auf die in Anhang I aufgeführten Kategorien. Diese sind wie folgt gegliedert:

- Kategorie 0: Kernmaterial, kerntechnische Anlagen und Ausrüstung
- Kategorie 1: Spezielle Materialien und zugehörige Ausrüstung
- Kategorie 2: Materialbearbeitung
- Kategorie 3: Elektronik
- Kategorie 4: Computer
- Kategorie 5: Telekommunikation und „Informationssicherheit"
- Kategorie 6: Sensoren und Laser

- Kategorie 7: Navigation und Avionik
- Kategorie 8: Marine
- Kategorie 9: Luft- und Raumfahrt und Antriebe

Innerhalb der jeweiligen Kategorie ist für jedes einzelne Gut, einschl. Technologie und Software, definiert, unter welchen spezifischen technischen Parametern es als Dual-Use-Gut zu betrachten ist.

Erleichtert wird der Einstieg in die Frage, ob eine Dual-Use-Gut vorliegt, durch das sog. BAFA-Stichwortverzeichnis, das als praktische Hilfe für Benutzer*innen dient. Es ist rechtlich unverbindlich, ermöglicht jedoch die Suche nach Dual-Use-Gütern anhand von Schlagwörtern. Bei Schlagworttreffern im Stichwortverzeichnis muss anhand der in der rechten Spalte dargestellten jeweiligen Güterlistenposition (z. B. 3A001) in der einschlägigen Güterliste (EU oder national) geprüft werden, ob die dort aufgeführten technischen Parameter für das auszuführende Gut bzw. die zu transferierende Technologie tatsächlich vorliegen. Dies erfordert in der Regel technische Expertise aus der Wissenschaft und sehr sorgfältige Lektüre der entsprechenden Listenposition. Das Ergebnis der Prüfung ist stets zu dokumentieren, insbesondere dann, wenn das in Rede stehenden Gut den auf der Liste stehenden Gütern sehr ähnlich oder verwandt ist.

Auch *nicht* aufgeführte Güter können einer Genehmigungspflicht unterliegen, wenn sie ganz oder teilweise für eine Verwendung bestimmt sind, in Verbindung mit

- Massenvernichtungswaffen oder dafür geeigneten Raketen (Art. 4 Abs. 1 lit. a (EU) 2021/821 über Güter mit doppeltem Verwendungszweck),
- einer militärischen Endverwendung in einem Waffenembargoland (Art. 4 Abs. 1 lit. b (EU) 2021/821 über Güter mit doppeltem Verwendungszweck),
- als Bestandteile von militärischen Gütern, die in der nationalen Militärgüterliste aufgeführt sind und ohne Genehmigung aus der EU ausgeführt wurden (Art. 4 Abs. 1 lit. c (EU) 2021/821 über Güter mit doppeltem Verwendungszweck),
- oder für den Bau oder den Betrieb einer Anlage für nukleare Zwecke im Sinne der Kategorie 0 des Anhangs I der Verordnung (EU) 2021/821 oder zur Installation in einer solchen Anlage, wenn sich die Anlage in Algerien, Irak, Iran, Israel, Jordanien, Libyen, Nordkorea, Pakistan oder Syrien befindet (§ 9 AWV).

Bestehen Anhaltspunkte für eine solche kritische Verwendung eines Guts oder einer Technologie muss das BAFA informiert werden. Das BAFA entscheidet über die Genehmigungspflicht bzw. die Genehmigungsfähigkeit.

14.6 Technologie

Im Rahmen des Exportkontrollrechts wird ‚Technologie' definiert als spezifisches technisches Wissen oder Informationen, die für die Entwicklung, Herstellung oder Nutzung eines gelisteten Dual-Use-Guts erforderlich sind. Dabei kann es sich um

Informationen sowohl in Papierform als auch in elektronischer Form in ganz unterschiedlichen Formaten handeln – etwa:

- Formeln und technische Berechnungen,
- Konstruktionszeichnungen,
- schriftliche Anleitungen, Diagramme oder Spezifikationen.

Eine Technologie fällt unter das Exportkontrollrecht, wenn sie entweder:

1. zur Erreichung der technischen Parameter eines gelisteten Dual-Use-Guts unverzichtbar ist, oder
2. als Schlüsseltechnologie eingestuft wird, weil sie für zentrale Funktionen eines solchen Guts verantwortlich ist.

Für Forschende besonders relevant ist, dass auch immaterielle Formen des Technologietransfers genehmigungspflichtig sein können. Dies betrifft beispielsweise:

- das Verschicken technischer Informationen per E-Mail an Empfänger in Drittländern,
- den Zugriff auf Server oder Cloud-Dienste, die sich außerhalb der EU befinden,
- oder die Bereitstellung von Zugangsdaten für solche Systeme für einen Zugriff von außerhalb der EU.

Gerade in einer zunehmend digitalisierten und international vernetzten Wissenschaftslandschaft birgt der scheinbar unkomplizierte Austausch von technischem Know-how über digitale Kanäle ein hohes exportkontrollrechtliches Risiko – und damit eine besondere ethische und rechtliche Verantwortung für Forschende.

14.7 Technische Unterstützung

Technische Unterstützung bedeutet „jede technische Hilfe im Zusammenhang mit Reparaturen, Entwicklung, Herstellung, Montage, Erprobung, Wartung oder jeder anderen technischen Dienstleistung; technische Unterstützung kann in Form von Anleitung, Beratung, Ausbildung, Weitergabe von praktischen Kenntnissen oder Fertigkeiten oder in Form von Beratungsdiensten erfolgen und schließt auch Unterstützung mittels elektronischer Träger, telefonische Unterstützung sowie jede Form von Unterstützung in verbaler Form ein“ (Art. 2 (9) (EU) 2021/821). Technische Unterstützung bedeutet im Wesentlichen die mündliche Weitergabe von Wissen oder Know-how.

Der Rechtsbegriff der technischen Hilfe ist für internationale Forschungsprojekte von zentraler Bedeutung – insbesondere dann, wenn Gastwissenschaftler*innen aufgenommen oder Mitarbeiter*innen aus Nicht-EU-Staaten eingestellt werden.

Denn unter bestimmten Bedingungen kann bereits die Bereitstellung technischen Wissens in Deutschland als exportkontrollpflichtige Ausfuhr gelten.

Nicht jede technische Hilfe ist jedoch automatisch genehmigungspflichtig. Ausgenommen vom Geltungsbereich des Begriffs sind Unterstützungsleistungen für Staatsangehörige bestimmter Staaten, darunter die USA, das Vereinigte Königreich, Kanada, Australien, Neuseeland, Japan, Norwegen und die Schweiz.

In allen anderen Fällen kann gemäß Art. 8 i. V. m. Art. 4 Abs. 2 der Verordnung (EU 2021/821) eine Meldung an das Bundesamt für Wirtschaft und Ausfuhrkontrolle erforderlich sein. Das BAFA prüft dann, ob eine Ausfuhrgenehmigung notwendig ist – insbesondere, wenn es Hinweise gibt, dass:

- die technische Unterstützung für die Entwicklung von Massenvernichtungswaffen bestimmt sein könnte,
- eine militärische Endverwendung in einem Land erfolgt, das einem EU-Waffenembargo unterliegt,
- oder die Unterstützung für den Bau oder Betrieb einer kerntechnischen Anlage in einem der folgenden Länder bestimmt ist:
  Algerien, Irak, Iran, Israel, Jordanien, Libyen, Nordkorea, Pakistan oder Syrien (vgl. § 9 AWV).

Demzufolge besteht eine besondere Verantwortung für die Erbringer*innen der technischen Hilfe: Sobald sie Kenntnis darüber erlangen – oder berechtigte Anhaltspunkte vorliegen –, dass ihre Unterstützungshandlung ganz oder teilweise für eine kritische Endverwendung bestimmt ist, sind sie verpflichtet, das BAFA aktiv zu informieren. Das BAFA entscheidet sodann, ob die Aktivität genehmigungspflichtig bzw. genehmigungsfähig ist.

Forschungseinrichtungen und deren Mitarbeitende sind daher gut beraten, im Vorfeld sorgfältig zu prüfen:

- Wer ist der/die Empfänger*in der technischen Unterstützung?
- Welche Endverwendung ist geplant?
- Gibt es Warnsignale oder Risikofaktoren, etwa ungewöhnliche Finanzierungsquellen, fehlende Transparenz über die Partnerinstitution oder Hinweise auf eine mögliche militärische Nutzung?

Allein die Verwendung eines gelisteten Dual-Use-Gutes ist kein hinreichendes Kriterium, um eine Meldepflicht auszulösen – kann aber ein wichtiger Indikator für erhöhten Prüfbedarf sein.

Zu beachten ist, dass es im Kontext von Embargostaaten auf das Vorliegen solcher Risikoindikatoren nicht ankommt, da bestimmte technische Hilfeleistungen an sich bereits verboten oder genehmigungspflichtig sein können.

14.8 Veröffentlichungen

Die erste Veröffentlichung von Forschungsergebnissen gilt rechtlich als Ausfuhr. Daher erfordert eine Veröffentlichung, die Bezug zu einem Dual-Use-Thema aufweist und die relativ hohe Technologieschwelle erfüllt, eine Ausfuhrgenehmigung (Butler, 2012).

14.9 Rechtliche Ausnahmen

Es gibt mehrere rechtlich anerkannte Ausnahmen von der Exportkontrolle im Bereich des Technologietransfers und technischen Hilfe (BAFA, 2022, S. 78 ff.). Diese Ausnahmen sind besonders relevant für die Forschungspraxis und sollten von Wissenschaftler*innen sorgfältig beachtet werden.

Eine erste Ausnahme betrifft die sogenannte Grundlagenforschung, also Forschungsaktivitäten, die sich auf die Technologiereifegrade (TRL) 1 bis 3 beschränken (BAFA, 2022, S. 79–80). In diesem frühen Stadium geht es um theoretische oder experimentelle Arbeiten ohne unmittelbare praktische Anwendung (s. Kap. 4). Diese Ausnahme gilt nicht für Embargobestimmungen oder den physischen Export gelisteter Güter. Ein wichtiger Hinweis darauf, dass ein Projekt nicht mehr zur Grundlagenforschung zählt, ist die Industriefinanzierung oder die Beteiligung privater Unternehmen an der Forschungskooperation.

Zweitens unterliegen Informationen, die bereits öffentlich zugänglich sind – etwa durch wissenschaftliche Veröffentlichungen oder über allgemein zugängliche Bibliotheken und Datenbanken – nicht der Exportkontrolle. Sobald Wissen allgemein verfügbar ist, entfällt die Genehmigungspflicht.

Drittens sind technische Informationen, die für eine Patentanmeldung erforderlich sind, von der Exportkontrolle ausgenommen – sofern sie sich nicht auf nuklearrelevante Technologien beziehen. Für Nukleartechnologie gelten besondere, strengere Vorschriften.

14.10 Persönliche Haftung und Verantwortung

Verstöße gegen Ausfuhrkontrollgesetze und -vorschriften werden entweder als Straftaten mit Geld- oder Freiheitsstrafen oder als Ordnungswidrigkeiten mit Geldbußen geahndet. In den meisten Fällen besteht das Risiko, dass Vorschriften fahrlässig verletzt werden. Mitarbeiter*innen sind für ihr Handeln in ihrem Aufgabenbereich verantwortlich. Verletzen Führungskräfte einer Forschungseinrichtung ihre Auswahl-, Kontroll- und Organisationspflichten, können sie gemäß § 130 des Ordnungswidrigkeitengesetzes (OWiG) mit einer Geldbuße belegt werden. Die Behörden haben außerdem die Möglichkeit, eine Forschungseinrichtung als solche gemäß § 30 OWiG mit einer Geldbuße zu belegen. Die Leitung jeder Forschungseinrichtung ist gesetzlich verpflichtet, ihre Einrichtung so zu organisieren, dass Verstöße gegen das Exportkontrollrecht ausgeschlossen sind, und das Personal zu überwachen, dem die Einhaltung der Exportkontrollvorschriften übertragen wurde.

14.11 Compliance-Prozesse

Um die Exportkontrollgesetze einzuhalten, müssen Forschungseinrichtungen spezifische Prozesse einrichten, darunter einen für den Export physischer Güter (z. B. Messgeräten, Materialproben), einen für die Überprüfung von Nicht-EU-Mitarbeiter*innen bzw. Gastwissenschaftler*innen, einen für die Verwaltung von internationalen Kooperationen bzw. Projekten und einen für Veröffentlichungen. Die Gesamtheit der Prozesse, einschließlich der Dokumentation, klar definierter Zuständigkeiten innerhalb einer Einrichtung und der Sensibilisierung, sind die wichtigsten Elemente des sogenannten Internen Compliance-Programms (ICP) in der Exportkontrolle. Die Leitung jeder Forschungseinrichtung ist verpflichtet, ein ICP einzurichten, das risikogerecht ist, um ihrer gesetzlichen Pflicht nachzukommen, die Einrichtung so zu organisieren, dass alle geltenden Gesetze und Vorschriften eingehalten werden. Eine wichtige Stellschraube, insbesondere im Hinblick auf die oftmals begrenzten Ressourcen, ist die Risikoanalyse, die stets am Anfang der Einrichtung eines ICP steht und – ebenso wie die Prozessoptimierung – fortwährend erfolgen sollte. Forschungseinrichtungen und Hochschulen können je nach fachlicher Ausrichtung in ihrem Risikoprofil erheblich unterscheiden.

14.12 Fazit

Eine Analyse der Exportkontrollgesetze zeigt, dass für die Ausfuhr bestimmter gelisteter Güter, Technologien, Software und sogar Know-how in Länder außerhalb der EU eine Genehmigung erforderlich sein kann. Dies gilt auch für den akademischen Bereich. Technische Hilfe, einschließlich der Ausbildung von Forscher*innen, kann unter bestimmten Voraussetzungen ebenfalls genehmigungspflichtig sein, selbst wenn der gesamte Prozess innerhalb der deutschen Grenzen stattfindet. Darüber hinaus können bestimmte Forschungsaktivitäten verboten sein, wenn sie Länder betreffen, gegen die ein Embargo verhängt wurde, oder Forschende aus diesen Ländern.

Aufgrund der Komplexität der Exportkontrollgesetze ist es für Forschungseinrichtungen von entscheidender Bedeutung, Fachwissen in diesem Bereich aufzubauen, um Fälle effektiv bewerten zu können. Dieses Fachwissen sollte gegebenenfalls im Rahmen der Beratungen der jeweiligen Kommissionen für Ethik sicherheitsrelevanter Forschung (s. Kap. 5 und 13) genutzt werden. Die Einhaltung der Exportkontrollgesetze erfordert die Sensibilisierung von Forschenden und Verwaltungsmitarbeiter*innen, die Einrichtung und Verbesserung eines internen Compliance-Programms (ICP) für Exportkontrollen und die Unterstützung durch die Leitung einer Institution. Darüber hinaus können akademische Einrichtungen vom gegenseitigen Austausch von Ideen, Erfahrungen und bewährten Verfahren profitieren, um die besonderen Herausforderungen bei der Navigation durch den Rechtsrahmen der Exportkontrolle im akademischen Bereich zu bewältigen.

Zitierte Dokumente und Gesetze

Verordnung (EU) 2021/821 des Europäischen Parlaments und des Rates vom 20. Mai 2021 über eine Unionsregelung für die Kontrolle der Ausfuhr, der Vermittlung, der technischen Unterstützung der Durchfuhr und der Verbringung betreffend Güter mit doppeltem Verwendungszweck (https://eur-lex.europa.eu/legal-content/DE/ALL/?uri=CELEX:32021R0821)

Empfehlung (EU) 2021/1700 der Kommission vom 15. September 2021 zu internen Compliance-Programmen für die Kontrolle von Forschung im Zusammenhang mit Gütern mit doppeltem Verwendungszweck gemäß der Verordnung (EU) 2021/821 (https://eur-lex.europa.eu/eli/reco/2021/1700/oj/eng?eliuri=eli%3Areco%3A2021%3A1700%3Aoj&locale=de)

Grundgesetz für die Bundesrepublik Deutschland (GG) (https://www.gesetze-im-internet.de/gg/BJNR000010949.html)

Kriegswaffenkontrollgesetz (KrWaffKontrG) (https://www.gesetze-im-internet.de/krwaffkontrg/)

Außenwirtschaftsgesetz (AWG) (https://www.gesetze-im-internet.de/awg_2013/BJNR148210013.html)

Ordnungswidrigkeitengesetz (OWiG) (https://www.gesetze-im-internet.de/owig_1968/)

Außenwirtschaftsverordnung (AWV) (https://www.gesetze-im-internet.de/awv_2013/)

Ausfuhrliste (AL) (https://www.recht.bund.de/bgbl/1/2024/243/VO.htm)

Bundesamt für Wirtschaft und Ausfuhrkontrolle (2022): Handbuch zur Exportkontrolle in der Wissenschaft. (https://www.bafa.de/SharedDocs/Downloads/DE/Aussenwirtschaft/afk_aca_broschuere_handbuch.html)

Gemeinsames, unverbindliches Stichwortverzeichnis zu Teil I der Ausfuhrliste und des Anhangs I der EU-Dual-Use-VO (https://www.bafa.de/SharedDocs/Downloads/DE/Aussenwirtschaft/afk_gueterlisten_gemeinsames_stichwortverzeichnis.html)

Verordnung (EU) Nr. 267/2012 des Rates vom 23. März 2012 über restriktive Maßnahmen gegen Iran und zur Aufhebung der Verordnung (EU) Nr. 961/2010 (https://eur-lex.europa.eu/legal-content/DE/TXT/?uri=CELEX%3A32012R0267)

Verordnung (EU) Nr. 833/2014 des Rates vom 31. Juli 2014 über restriktive Maßnahmen angesichts der Handlungen Russlands, die die Lage in der Ukraine destabilisieren (https://eur-lex.europa.eu/legal-content/DE/TXT/?uri=CELEX%3A32014R0833)

Verordnung (EG) Nr. 881/2002 des Rates vom 27. Mai 2002 über die Anwendung bestimmter spezifischer restriktiver Maßnahmen gegen bestimmte Personen und Organisationen, die mit Osama bin Laden, dem Al-Qaida-Netzwerk und den Taliban in Verbindung stehen (https://eur-lex.europa.eu/legal-content/DE/TXT/?uri=CELEX%3A32002R0881)

Verordnung (EU) Nr. 753/2011 des Rates vom 1. August 2011 über restriktive Maßnahmen gegen bestimmte Personen, Gruppen, Unternehmen und Einrichtungen angesichts der Lage in Afghanistan (https://eur-lex.europa.eu/legal-content/DE/TXT/?uri=CELEX%3A32011R0753)

Literatur

Bundesamt für Wirtschaft und Ausfuhrkontrolle (2022): Handbuch zur Exportkontrolle in der Wissenschaft. (https://www.bafa.de/SharedDocs/Downloads/DE/Aussenwirtschaft/afk_aca_broschuere_handbuch.html).

Butler, D. (2012). Mutant-flu researcher backs down on plan to publish without permission Nature 10.1038/nature.2012.10514

Heinrichs, J.-H., Ergin Aslan, S., Alex, K., Brenneis, A., Conradie, N. H., Hähnel, M., Kropf, M., Kuck, J., Lev, O., Philippi, M., & Risse, V. (2025). *Guideline on dual use and misuse of research for committees for ethics in security relevant research (KEFs)*. Verlag des Forschungszentrums Jülich.

Anhang

Ressourcen (Literaturhinweise, Webseiten und Organisationen, die sich mit Forschungsethik befassen)

Forschungsethik Allgemein

Nationale Einrichtungen und Netzwerke (Deutschland)

Deutscher Ethikrat
www.ethikrat.org
Deutsche Forschungsgemeinschaft (DFG), Portal Wissenschaftliche Integrität
https://wissenschaftliche-integritaet.de
Ombudsgremium für die wissenschaftliche Integrität in Deutschland
https://ombudsgremium.de

Europäische Organisationen und Portale

European Network of Research Ethics Committees (EUREC)
www.eurecnet.org
ALLEA – All European Academies: Working Group on Science and Ethics
www.allea.org
EGE – European Group on Ethics in Science and New Technologies
https://research-and-innovation.ec.europa.eu/strategy/support-policy-making/scientific-support-eu-policies/european-group-ethics_en

Internationale Organisationen

UNESCO – Ethics of Science and Technology
https://en.unesco.org/themes/ethics-science-and-technology

Forschungsfelder und –kontexte

Internationale Kooperationen

DAAD-Kompetenzzentrum Internationale Wissenschaftskooperationen (KIWi)
https://www.daad.de/de/infos-services-fuer-hochschulen/kompetenzzentrum/

J.-H. Heinrichs, B. Heinrichs, *Verantwortungsvolle Forschung*,
https://doi.org/10.1007/978-3-662-72839-0

Global Indigenous Data Alliance (GIDA)
https://www.gida-global.org/
Global Research Council (GRC)
https://globalresearchcouncil.org/

Dual Use

Gemeinsamer Ausschuss zum Umgang mit Sicherheitsrelevanter Forschung von Deutscher Forschungsgemeinschaft und Nationaler Akademie der Wissenschaften, Leopoldina
https://www.sicherheitsrelevante-forschung.org/
Bundesamt für Wirtschaft und Ausfuhrkontrolle (2022): *Handbuch zur Exportkontrolle in der Wissenschaft*
(https://www.bafa.de/SharedDocs/Downloads/DE/Aussenwirtschaft/afk_aca_broschuere_handbuch.html)
Stockholm International Peace Research Institute (SIPRI)
https://www.sipri.org

Forschung mit Menschen

Arbeitskreis Medizinischer Ethik-Kommissionen in der Bundesrepublik Deutschland (AKEK)
www.akek.de
World Medical Association (WMA)
www.wma.net
Council for International Organizations of Medical Sciences (CIOMS)
www.cioms.ch
UNESCO Assisting Bioethics Committees Program
(https://www.unesco.org/en/ethics-science-technology/abc)

Forschung mit humanem biologischem Material

Zentralen Kommission zur Wahrung ethischer Grundsätze in der Medizin und ihren Grenzgebieten bei der Bundesärztekammer (ZEKO)
https://www.zentrale-ethikkommission.de
Zentrale Ethik-Kommission für Stammzellenforschung (ZES)
https://www.rki.de/DE/Institut/Organisation/Stabsstellen/ZES/zes-node.html

Forschung mit nicht-menschlichen Tieren

Zentralstelle zur Bewertung von Versuchen am Tier (ZEBET, BfR)
www.bfr.bund.de/de/zebet.html
Animal Research Tomorrow (ART) – Vormals *Basler Deklaration zur tierexperimentellen Forschung*
https://animalresearchtomorrow.org/en

Forschung mit der belebten Natur

Deutsches Biosicherheits-Programm des Robert Koch Instituts

https://www.rki.de/DE/Institut/Internationales/Biosicherheitsprogramm/Biosicherheitsprogramm-node.html
European Biosafety Network
https://www.europeanbiosafetynetwork.eu/
WHO Programm – Safeguarding biosafety and biosecurity in laboratories
https://www.who.int/activities/safeguarding-biosafety-and-biosecurity-in-laboratories

Forschung mit der unbelebten Natur
European Geoscience Union, Policy Information
https://www.egu.eu/policy/
American Geosciences Institute, Geoscience in Society
https://profession.americangeosciences.org/society

Forschung mit Kunst- und Kulturgütern
Deutscher Museumsbund
https://www.museumsbund.de/
ICOM – Internationaler Museumsrat
https://icom.museum/en/
Koordinierungsstelle für wissenschaftliche Universitätssammlungen in Deutschland
https://wissenschaftliche-sammlungen.de/de/
United Nations, Trust and Non-Self-Governing Territories
https://www.un.org/dppa/decolonization/nsgt

Forschung und der Einsatz Künstlicher Intelligenz
Ombudsgremium für die wissenschaftliche Integrität in Deutschland:

- Gute wissenschaftliche Praxis und künstliche Intelligenz,
- https://ombudsgremium.de/12365/gute-wissenschaftliche-praxis-und-kuenstliche-intelligenz/
- FAQ Künstliche Intelligenz und GWP
- https://ombudsgremium.de/13211/faq-kuenstliche-intelligenz-und-gute-wissenschaftliche-praxis/

OECD AI Policy Observatory (GAIIN)
https://oecd.ai/overview

Gesamtliteraturverzeichnis

Adamala, K. P., Agashe, D., Belkaid, Y., Bittencourt, D. M. C., Cai, Y., Chang, M. W., Chen, I. A., Church, G. M., Cooper, V. S., Davis, M. M., Devaraj, N. K., Endy, D., Esvelt, K. M., Glass, J. I., Hand, T. W., Inglesby, T. V., Isaacs, F. J., James, W. G., Jones, J. D. G., … & Zuber, M. T. (2024). Confronting risks of mirror life. *Science, 0*(0), eads9158. https://doi.org/10.1126/science.ads9158

Anderson, C. (2012). How I Accidentally Kickstarted the Domestic Drone Boom. *Wired* (August 2012). https://www.wired.com/2012/06/ff-drones/

Arbeitskreis Medizinischer Ethik-Kommissionen in der Bundesrepublik Deutschland. (o.J.). Geschichte der Forschungsethik. https://www.akek.de/geschichte-der-forschungsethik/

Arbeitskreis Medizinischer Ethik-Kommissionen. (2025). Verfahrensordnung für die Erarbeitung von Richtlinien im Sinne des § 41d AMG und § 32a MPDG. https://www.akek.de/wp-content/uploads/Verfahrensordnung-fuer-die-Erarbeitung-von-Richtlinien-des-AKEK_Stand-02.04.2025.pdf

Arneson, R. J. (1990). Primary goods reconsidered. *Nous, 24*(3), 429–454.

Arny, D. C., Lindow, S. E., & Upper, C. D. (1976). Frost sensitivity of Zea mays increased by application of Pseudomonas syringae. *Nature, 262*(5566), 282–284. https://doi.org/10.1038/262282a0

Ball, P. (2023). Most advanced synthetic human embryos yet spark controversy. *Nature, 618*(7966), 653–654. https://doi.org/10.1038/d41586-023-01992-0

Beauchamp, T. L., & Childress, J. F. (2024). *Prinzipien der Bioethik.* Karl Alber.

Beckmann, J. P. (2008). Die Kriterien der Hochrangigkeit, der hinreichenden Vorklärung und der „Alternativlosigkeit" nach § 5 Stammzellgesetz aus ethischer Sicht. *Bundesgesundheitsbl. 51*, 954–960. https://doi.org/10.1007/s00103-008-0621-7

Beede, E., Baylor, E., Hersch, F., Iurchenko, A., Wilcox, L., Ruamviboonsuk, P., & Vardoulakis, L. M. (2020). A Human-Centered Evaluation of a Deep Learning System Deployed in Clinics for the Detection of Diabetic Retinopathy. In *Proceedings of the 2020 CHI Conference on Human Factors in Computing Systems (CHI '20).* (S. 1–12). Association for Computing Machinery, New York. https://doi.org/10.1145/3313831.3376718

Belilla, J., Iniesto, M., Moreira, D., Benzerara, K., Gérard, E., López-García, J. M., Kotopoulou, E., & López-García, P. (2022). Active Microbial Airborne Dispersal and Biomorphs as Confounding Factors for Life Detection in the Cell-Degrading Brines of the Polyextreme Dallol Geothermal Field. *mBio, 13*, e00307–22. https://doi.org/10.1128/mbio.00307-22.

Bentham, J. (2009). *An introduction to the principles of morals and legislation* (J. H. Burns & H. L. A. Hart, Eds. Vol. 2). Clarendon Press.

Bentley, P.J., Gulbrandsen, M., & Kyvik, S. (2015). The relationship between basic and applied research in universities. *High Educ, 70*, 689–709. https://doi.org/10.1007/s10734-015-9861-2.

Berufsverband Deutscher Psychologinnen und Psychologen e.V. und Deutsche Gesellschaft für Psychologie e. V. 2022. Berufsethische Richtlinien. https://www.dgps.de/die-dgps/aufgaben-und-ziele/berufsethische-richtlinien/. Zugegriffen am 05. Februar 2025.

J.-H. Heinrichs, B. Heinrichs, *Verantwortungsvolle Forschung*,
https://doi.org/10.1007/978-3-662-72839-0

Birch, J. (2017). Animal sentience and the precautionary principle. *Animal Sentience, 2*(16). https://doi.org/10.51291/2377-7478.1200

Bobrowsky, P., Cronin, V. S., Di Capua, G., Kieffer, S. W., & Peppoloni, S. (2017). The Emerging Field of Geoethics. In L.C. Gundersen (Ed.), *Scientific Integrity and Ethics in the Geosciences.* (S. 175–212). Wiley and Sons. https://doi.org/10.1002/9781119067825.ch11.

Boland, M. J., Hazen J. L., Nazor, K. L., Rodriguez, A. R., Gifford, W., Martin, G., Kupriyanov, S., & Baldwin, K. K. (2009). Adult mice generated from induced pluripotent stem cells. *Nature, 461*(7260), 91–94. https://doi.org/10.1038/nature08310

Bommasani, R. et al. (2024). Considerations for governing open foundation models. *Science, 386*, 151–153. https://doi.org/10.1126/science.adp1848

Bornmüller, F. (2023). *Zivile Wissenschaft: Theorie und Praxis von Friedens- und Zivilklauseln an deutschen Hochschulen*, transcript Verlag. https://doi.org/10.1515/9783839464779

Bounia, A. (2014). Codes of ethics and museum research. *Journal of Conservation and Museum Studies, 12*(1), Article 5. https://doi.org/10.5334/jcms.1021214

Bradley, B. (2006). Two Concepts of Intrinsic Value. *Ethical Theory and Moral Practice, 9*, 111–130.

Brandstetter, H., Spielmann, H., Löwer, W., Spranger, T. M., & Pinsdorf, C. (2016). *Tiere in der Forschung*. Karl Alber.

Brock, D. (2001). Quality of Life Measures in Health Care and Medical Ethics. In J. Harris (Ed.), *Bioethics*. Oxford University Press.

Busisiwe, N., Seeley, J., Strode, A., & Parker, M. (2023). Beyond translations, perspectives for researchers to consider to enhance comprehension during consent processes for health research in sub-saharan Africa: a scoping review. *BMC Medical Ethics, 24*(1), 43. https://doi.org/10.1186/s12910-023-00920-1

Callaway E. (2013). Deal done over HeLa cell line. *Nature, 500*(7461), 132–133. https://doi.org/10.1038/500132a

Cameron, E. (2023). Ethical Considerations for Responsible Geological Fieldwork and Sampling. https://www.geoethics.org/post/ethical-considerations-for-responsible-geological-fieldwork-and-sampling-by-enrico-cameron-italy.

Cavalieri, P., & Singer, P. (1993). *The Great Ape Project: Equality Beyond Humanity*. Fourth Estate.

Charan, J., & Kantharia, N. D. (2013). How to calculate sample size in animal studies? *J Pharmacol Pharmacother, 4*(4), 303–306. https://doi.org/10.4103/0976-500x.119726

Chen, H., Jin, X., Li, T., & Ye, Z. (2022). Brain organoids: Establishment and application. *Front Cell Dev Biol., 10*, 1029873. https://doi.org/10.3389/fcell.2022.1029873

COMETS. (2022). Integrating environmental issues into research practices – An ethical responsibility. Opinion No. 2022-43. https://comite-ethique.cnrs.fr/wp-content/uploads/2023/01/OPINION-2022-43.pdf

Corrêa, N. K., Galvão, C., Santos, J. W., Del Pino, C., Pinto, E. P., Barbosa, C., Massmann, D., Mambrini, R., Galvão, L., Terem, E., & de Oliveira, N. (2023). Worldwide AI ethics: A review of 200 guidelines and recommendations for AI governance. *Patterns, 4*(10), 100857. https://doi.org/10.1016/j.patter.2023.100857

Cortese, J. F. N. B., Cozman, F. G., Lucca-Silveira, M. P. et al. (2023). Should explainability be a fifth ethical principle in AI ethics?. *AI Ethics 3*, 123–134. https://doi.org/10.1007/s43681-022-00152-w

Council for International Organizations of Medical Sciences (CIOMS). (2016). *International Ethical Guidelines for Health-related Research Involving Humans* (4 ed.). https://doi.org/10.56759/rgxl7405

Damschen, G., & Schönecker, D. (Hrsg.) (2003). *Der moralische Status menschlicher Embryonen. Pro und contra Spezies-, Kontinuums-, Identitäts- und Potentialitätsargument*. De Gruyter.

Daniels, N. (1979). Wide Reflective Equilibrium and Theory Acceptance in Ethics. *Journal of Philosophy, 76*(5), 256–282.

de Jongh, D., Massey, E.K., the VANGUARD consortium et al. (2022). Organoids: a systematic review of ethical issues. *Stem Cell Res Ther, 13*, 337. https://doi.org/10.1186/s13287-022-02950-9

Desantis, M. (2024). Is AI a General Purpose Technology?. Carnegie Mellon University. Thesis. https://doi.org/10.1184/R1/26035135.v1

Deutscher Ethikrat (2014). *Stammzellforschung – Neue Herausforderungen für das Klonverbot und den Umgang mit artifiziell erzeugten Keimzellen? Ad-Hoc-Empfehlung*. https://www.ethikrat.org/fileadmin/Publikationen/Ad-hoc-Empfehlungen/deutsch/empfehlung-stammzellforschung.pdf

Diner, S. (2023). Potential Consciousness of Human Cerebral Organoids: on Similarity-Based Views in Precautionary Discourse. *Neuroethics, 16*, 23. https://doi.org/10.1007/s12152-023-09533-2

Doorn, N. (2017). Do ecosystems have ethical rights? *Integr Environ Assess Manag, 13*(5), 953–955. https://doi.org/10.1002/ieam.1922

Dragone, N. B., Diaz, M. A., Hogg, I. D., Lyons, W. B., Jackson, W. A., Wall, D. H., et al. (2021). Exploring the boundaries of microbial habitability in soil. *Journal of Geophysical Research: Biogeosciences, 126*, e2020JG006052. https://doi.org/10.1029/2020JG006052

Eidgenössische Ethikkommission für die Biotechnologie im Ausserhumanbereich EKAH (2008). *Die Würde der Kreatur bei Pflanzen.*

European Data Protection Board (EDPB). (2024). Opinion 28/2024 on certain data protection aspects related to the processing of personal data in the context of AI models. https://www.edpb.europa.eu/system/files/2024-12/edpb_opinion_202428_ai-models_en.pdf

Fabrick, J. A., Unnithan, G. C., Yelich, A. J., DeGain, B., Masson, L., Zhang, J., Carrière, Y., & Tabashnik, B. E. (2015). Multi-Toxin Resistance Enables Pink Bollworm Survival on Pyramided Bt Cotton. *Scientific Reports, 5*(1), 16554. https://doi.org/10.1038/srep16554

Felt, U., Fochler, M., Müller, A., & Strassnig, M. (2009). Unruly ethics: on the difficulties of a bottom-up approach to ethics in the field of genomics. *Public Understanding of Science, 18*(3), 354–371. https://doi.org/10.1177/0963662507079902

Ferrara, E. (2024). Fairness and Bias in Artificial Intelligence: A Brief Survey of Sources, Impacts, and Mitigation Strategies. *Sci, 6*(1): 3. https://doi.org/10.3390/sci6010003

Finnis, J. (2011). *Natural Law and Natural Rights*. 2nd ed. Oxford University Press.

Fitzgerald, M. H. (2005). Punctuated equilibrium, moral panics and the ethics review process. *Journal of Academic Ethics, 2*(4), 315–338.

Fliorent, R., Fardman, B., Podwojniak, A., Javaid, K., Tan, I.J., Ghani, H., Truong, T.M., Rao, B., & Heath, C. (2024). Artificial intelligence in dermatology: advancements and challenges in skin of color. *Int J Dermatol, 63*: 455–461. https://doi.org/10.1111/ijd.17076

Floridi, L., & Cowls, J. (2019). A Unified Framework of Five Principles for AI in Society. Harvard *Data Science Review, 1*(1). https://doi.org/10.1162/99608f92.8cd550d1

Fox, K., & Hawks, J. (2019). Use ancient remains more wisely. *Nature, 572*(7771), 581–583. https://doi.org/10.1038/d41586-019-02516-5

Frigo, G., & Ifanger, L. A. (2021). A Critique of (Weak) Anthropocentric Geoethics. In: M. Bohle, & E. Marone (Eds.), *Geo-societal Narratives*. Palgrave Macmillan. https://doi.org/10.1007/978-3-030-79028-8_5

Galert, T. (2005). *Vom Schmerz der Tiere: Grundlagenprobleme der Erforschung tierischen Bewußtseins*. Mentis.

Gibbons, M., Limoges, C., Nowotny, H., Schwartzman, S., Scott, P., & Trow, M. (1994). *The new production of knowledge: The dynamics of science and research in contemporary societies*. Sage.

Godin, B. (2003). Measuring Science: is there "Basic Research" without Statistics? *Social Science Information, 42*(1), 57–90. https://doi.org/10.1177/05390184030420017 95

Goodman, B., & Flaxman, S. (2017). European Union Regulations on Algorithmic Decision Making and a "Right to Explanation". *AI Magazine, 38*: 50–57. https://doi.org/10.1609/aimag.v38i3.2741

Greely H. T., & Cho M. K. (2013). The Henrietta Lacks legacy grows. *EMBO Reports, 14*(10), 849. https://doi.org/10.1038/embor.2013.148

Grynbaum, M. M., & Mac, R. (2023). The Times Sues OpenAI and Microsoft Over A.I. Use of Copyrighted Work. *The New York Times*, 27. Dezember.

Gulshan, V., Peng, L., Coram, M., et al. (2016). Development and Validation of a Deep Learning Algorithm for Detection of Diabetic Retinopathy in Retinal Fundus Photographs. *JAMA, 316*(22), 2402–2410. https://doi.org/10.1001/jama.2016.17216

Han, R. et al. (2024). Randomised controlled trials evaluating artificial intelligence in clinical practice: a scoping review. *The Lancet Digital Health 6*(5), e367–e373. https://doi.org/10.1016/S2589-7500(24)00047-5

Haney, C., Banks, W. C., & Zimbardo, P. G. (1973). Study of prisoners and guards in a simulated prison. *Naval Research Reviews, 9*, 1–17.

Héder, M. (2017). From NASA to EU: the evolution of the TRL scale in Public Sector Innovation. *The Innovation Journal: The Public Sector Innovation Journal, 22*(2), article 3.

Hedgecoe, A. (2009). "A form of practical machinery": the origins of Research Ethics Committees in the UK, 1967–1972. *Med Hist, 53*(3), 331–350. https://doi.org/10.1017/s0025727300000211

Heinrichs, B. (2004). Pecunia (non) olet?: Bemerkungen zur Frage, ob man Eigentümer des eigenen Körpers ist und damit zugleich ein Recht zur Kommerzialisierung verbunden ist. *Zeitschrift für medizinische Ethik, 50*, 277–288. https://doi.org/10.14623/zfme.2004.3.277-288

Heinrichs, B. (2006). *Forschung am Menschen. Elemente einer ethischen Theorie biomedizinischer Humanexperimente*. De Gruyter.

Heinrichs, J.-H., Ergin Aslan, S., Alex, K., Brenneis, A., Conradie, N. H., Hähnel, M., Kropf, M., Kuck, J., Lev, O., Philippi, M., & Risse, V. (2025). *Guideline on dual use and misuse of research for committees for ethics in security relevant research (KEFs)*. Verlag des Forschungszentrums Jülich.

Heller, J. (1972). Syphilis Victims in U.S. Study Went Untreated for 40 Years. *New York Times*, 26. Juli.

Herfst, S., Schrauwen, E. J., Linster, M., Chutinimitkul, S., de Wit, E., Munster, V. J., Sorrell, E. M., Bestebroer, T. M., Burke, D. F., Smith, D. J., Rimmelzwaan, G. F., Osterhaus, A. D., & Fouchier, R. A. (2012). Airborne transmission of influenza A/H5N1 virus between ferrets. *Science, 336*(6088), 1534–1541. https://doi.org/10.1126/science.1213362

Hikabe, O., Hamazaki, N., Nagamatsu, G. et al. (2016). Reconstitution in vitro of the entire cycle of the mouse female germ line. *Nature, 539*, 299–303. https://doi.org/10.1038/nature20104

Horn, C. (2021). Moralischer Konstitutivismus und die Ethik grundlegender Güter. *ZEMO 4*, 377–395. https://doi.org/10.1007/s42048-021-00090-y

Horta, H. (2022). Trust and incentives in academic research and the position of universities within innovation systems. *Higher Education, 84*(6), 1343–1363. https://doi.org/10.1007/s10734-022-00954-1

Hübner, D. (2014). *Einführung in die philosophische Ethik*. Vandenhoeck & Ruprecht.

Imai, M., Watanabe, T., Hatta, M., Das, S. C., Ozawa, M., Shinya, K., Zhong, G., Hanson, A., Katsura, H., Watanabe, S., Li, C., Kawakami, E., Yamada, S., Kiso, M., Suzuki, Y., Maher, E. A., Neumann, G., & Kawaoka, Y. (2012). Experimental adaptation of an influenza H5 HA confers respiratory droplet transmission to a reassortant H5 HA/H1N1 virus in ferrets. *Nature, 486*(7403), 420–428. https://doi.org/10.1038/nature10831

Jakob, U., Kraemer, F., Kraus, F., & Lengauer, T. (2024). Applying Ethics in the Handling of Dual Use Research: The Case of Germany. *Research Ethics, 21*(2), 228–244. https://doi.org/10.1177/17470161241261044

Jeong, M.-S. (2005). *Verfassungs- und europarechtliche Probleme im Stammzellgesetz (StZG)*. Berliner Wissenschafts-Verlag.

Jonas, H. (1972). Philosophical Reflections On Human Experimentation. In P. A. Freund (Ed.), *Experimentation With Human Subjects*, (S. 1–31). George Allen & Unwin.

Jones, J. H. (1993). *Bad Blood. The Tuskegee Syphilis Experiment*. New and expanded edition. Free Press.

Juliussen, B.A. (2025). The Right to an Explanation Under the GDPR and the AI Act. In I. Ide et al. (Eds.), *MultiMedia Modeling. MMM 2025. Lecture Notes in Computer Science*, vol 15523. Springer. https://doi.org/10.1007/978-981-96-2071-5_14

Kaiser, A. (2024). *Einführung in die Wissenschaftsfreiheit in der Volksrepublik China*. FAU University Press. https://doi.org/10.25593/978-3-96147-725-8

Kallhoff, A., Di Paola, M., & Schörgenhumer, M. (2018). *Plant ethics: Concepts and applications*. Routledge.

Kant, I. 1785. *Grundlegung zur Metaphysik der Sitten*. (Hrsg. von B. Kraft & D. Schönecker). Meiner, 2016 [Seitenangaben nach der Akademie-Ausgabe].

Kawashima, S. (2019). China releases professor, but travel concerns persist. *The Diplomat*, December 02, 2019. https://thediplomat.com/2019/12/china-releases-professor-but-travel-concerns-persist/

Kennedy, S. (2024). *U.S.-China Scholarly Recoupling – Advancing Mutual Understanding in an Era of Intense Rivalry*. Center for Strategic and International Studies.

Kenter, J. O., & O'Connor, S. (2022). The Life Framework of Values and living as nature; towards a full recognition of holistic and relational ontologies. *Sustainability Science, 17*, 2529–2542. https://doi.org/10.1007/s11625-022-01159-2

Kinkade, D., & Shepherd, A. (2022). Geoscience data publication: Practices and perspectives on enabling the FAIR guiding principles. *Geosci Data J, 9*, 177–186. https://doi.org/10.1002/gdj3.120

Kirschvink, J. (2021). I Sincerely Apologize for my Mistake. https://masktesting.caltech.edu/apology/index.html

Koplin, J. J. (2023). Response to the ISSCR guidelines on human–animal chimera research. *Bioethics, 37*, 192–198. https://doi.org/10.1111/bioe.13104

Kulicke, M. (2023). Internationale Praxis im Umgang mit IP-basierten Ausgründungen aus Wissenschaftseinrichtungen und Vergleich mit der Situation in Deutschland, Fraunhofer-Institut für System- und Innovationsforschung ISI, Karlsruhe. https://www.stifterverband.org/sites/default/files/2023-11/internationale_praxis_im_umgang_mit_ip_ausgruendungen.pdf

Lajeunesse-Trempe, F., Piché, M.-È., Kaduka, L., Lopez y Taylor, J. R., & Sagastume, R. C. (2025). Moving from helicopter research to proximity research and capacity building. *Trends in Endocrinology & Metabolism, 36*(3), 193–195. https://doi.org/10.1016/j.tem.2024.08.011

Landgericht Hamburg. (2024). Urteil vom 27.09.2024. Az. 310 O 227/23. OpenJur 2024, 9199. https://openjur.de/u/2495651.html

Landry J. J., Pyl, P. T., Rausch, T., Zichner, T., Tekkedil, M. M., Stütz, A. M., Jauch, A., Aiyar, R. S., Pau, G., Delhomme, N., Gagneur, J., Korbel, J. O., Huber, W., & Steinmetz, L. M. (2012). The genomic and transcriptomic landscape of a HeLa cell line. *G3: Genes Genomes Genetics, 3*(8), 1213–1324. https://doi.org/10.1534/g3.113.005777

Lange, L., Berg, G., Cernava, T., Champomier-Vergès, M.-C., Charles, T., Cocolin, L., Cotter, P., D'Hondt, K., Kostic, T., Maguin, E., Makhalanyane, T., Meisner, A., Ryan, M., Kiran, G. S., de Souza, R. S., Sanz, Y., Schloter, M., Smidt, H., Wakelin, S., & Sessitsch, A. (2022). Microbiome ethics, guiding principles for microbiome research, use and knowledge management. *Environmental Microbiome, 17*(1), 50. https://doi.org/10.1186/s40793-022-00444-y

Lanzerath, D., Illig, T., Bernemann, I., Hoppe, N., & Robienski, J. (2019). *Humanbiobanken*. Karl Alber. https://doi.org/10.23769/vka-2020-49037

Lev, O. (2019). Regulating dual-use research: Lessons from Israel and the United States. *Journal of Biosafety and Biosecurity, 1*(2), 80-85. https://doi.org/10.1016/j.jobb.2019.06.001

Li, H., Yuan, Y. C., Bazarova, N. N., & Bell, B. S. (2019). Talk and Let Talk: The Effects of Language Proficiency on Speaking Up and Competence Perceptions in Multinational Teams. *Group & Organization Management, 44*(5), 953–989. https://doi.org/10.1177/1059601118756734

Lidz, C.W., Albert K., Appelbaum P., Dunn L.B., Overton E., & Pivovarova, E. (2015). Why is therapeutic misconception so prevalent? *Cambridge Quaterly of Healthcare Ethics, 24*(2), 231–41. https://doi.org/10.1017/S096318011400053X

Lilienthal, O. (1894). Brief an Moritz v. Egidy. *Online-Archiv des Otto-Lilienthal-Museums: Publikationen und Briefwechsel*. Zugegriffen am 15.05.2025, https://www.lilienthal-museum.de/olma/l1852.htm

Lindow, S. E. (1987). Competitive Exclusion of Epiphytic Bacteria by Ice- Pseudomonas syringae Mutants. *Applied and Environmental Microbiology, 53*(10), 2520–2527. https://doi.org/10.1128/aem.53.10.2520-2527.1987

Liu, X., Cruz Rivera, S., Moher, D. et al. (2020). Reporting guidelines for clinical trial reports for interventions involving artificial intelligence: the CONSORT-AI extension. *Nat Med, 26*, 1364–1374. https://doi.org/10.1038/s41591-020-1034-x

London A. J. (2019). Artificial Intelligence and Black-Box Medical Decisions: Accuracy versus Explainability. *The Hastings Center Report, 49*(1), 15–21. https://doi.org/10.1002/hast.973.

Löwer, W., & Spranger T. (2016). Rechtliche Aspekte. In D. Sturma & D. Lanzerath (Hrsg.), *Tiere in der Forschung. Naturwissenschaftliche, rechtliche und ethische Aspekte*. Karl Alber.

Maia de Loureiro, P., Horta, H., & Santos, J. M. (2021). Mapping Case Studies of Public Engagement and Participation in Science and Technology. *Science & Technology Studies, 34*(2), 46–64. https://doi.org/10.23987/sts.88827.

Mason, P. (1997). *The Brown Dog Affair: The Story of a Monument that Divided the Nation*. Two Stevens.

Matteucci, R., Gosso, G., Peppoloni, S., Piacente, S., & Wasowski, J. (2014). The Geoethical Promise: A Proposal. *Episodes, 37*(3), 190–191.

Matza, M.(2023). Henrietta Lacks: Family of black woman whose cells were taken settle case. *BBC News*, 01. August. 2023. Abgerufen am 6. Februar 2025.

Mc Cartney, A. M., Scholz, A. H., Groussin, M., & Staunton, C. (2024). Benefit-Sharing by Design: A Call to Action for Human Genomics Research. *Annu Rev Genomics Hum Genet. 25*(1), 369–395. https://doi.org/10.1146/annurev-genom-021623-104241

Merrill, W. L., Ladd, E. J., Ferguson, T. J., Cruwys, E., Downer, A. S., Feest, C. F., Frisbie, C. J., Herold, J., Jones, S., Layton, R., & Zimmerman, L. J. (1993). The Return of the Ahayu: da: Lessons for Repatriation from Zuni Pueblo and the Smithsonian Institution [and Comments and Replies]. *Current Anthropology, 34*(5), 523–567. http://www.jstor.org/stable/2744272

Messenger, P.M. (2020). Ethics of Collecting Cultural Heritage. In C. Smith (Ed.), *Encyclopedia of Global Archaeology*. Springer. https://doi.org/10.1007/978-3-030-30018-0_1175

Metha, S. (2024). How much energy do LLMs consume? Unveiling the power behind AI. https://adasci.org/how-much-energy-do-llms-consume-unveiling-the-power-behind-ai/

Milgram, S. (1974). *Obedience to Authority. An Experiment View*. Harper & Row.

Miller S., & Selgelid M. J. (2007) Ethical and philosophical consideration of the dual-use dilemma in the biological sciences. *Science and Engineering Ethics, 13*(4): 523–580. https://doi.org/10.1007/s11948-007-9043-4

Mittelstadt, B. (2019). Principles alone cannot guarantee ethical AI. *Nat Mach Intell 1*, 501–507. https://doi.org/10.1038/s42256-019-0114-4

National Commission for the Protection of Human Subjects of Biomedical and Behavioral Research (1979). *The Belmont Report. Ethical Principles and Guidelines for the Protection of Human Subjects of Research*. DHEW Publication No. (OS) 78-0014. https://www.hhs.gov/ohrp/regulations-and-policy/belmont-report/index.html.

Nationale Akademie der Wissenschaften Leopoldina, & Deutsche Forschungsgemeinschaft. (2016). Mustersatzung für Kommissionen für Ethik sicherheitsrelevanter Forschung. https://www.sicherheitsrelevante-forschung.org/wp-content/uploads/2022/10/2016_Mustersatzung_fu%CC%88r_KEFs.pdf

Nielebock, T., Meisch, S., & Harms, V. (2012). *Zivilklauseln für Forschung, Lehre und Studium: Hochschulen zum Frieden verpflichtet*. Nomos Verlag. https://doi.org/10.5771/9783845239064

Nussbaum, M. C. (2000). *Women and Human Development: The Capabilities Approach*. Cambridge University Press.

Obermeyer, Z., Power, B., Vogeli, C. et al. (2019). Dissecting racial bias in an algorithm used to manage the health of populations. *Science, 366*, 447–453. https://doi.org/10.1126/science.aax2342

OpenAI. (2024). OpenAI and journalism. https://openai.com/index/openai-and-journalism/

Opitz, S. (2023). *The Institutional Process of Repatriation of Indigenous Heritage: The Case of the Sami Drum Freavnantjahke gievrie*. UiT The Arctic University of Norway. https://hdl.handle.net/10037/29732

Peppoloni, S., & Di Capua, G. (2015). The meaning of Geoethics. In S. Peppoloni, & M. Wyss (Eds.), *Geoethics: ethical challenges and case studies in Earth Science*. Elsevier https://doi.org/10.1016/B978-0-12-799935-7.00001-0

Peppoloni, S., & Di Capua, G. (2021). Current Definition and Vision of Geoethics. In M. Bohle, & E. Marone (Eds.), *Geo-societal Narratives*. Palgrave Macmillan. https://doi.org/10.1007/978-3-030-79028-8_2

Pielke, R. A., & Byerly, R. (1998). Beyond Basic and Applied. *Physics Today, 51*(2): 42–46. https://doi.org/10.1063/1.882141

Quinn, P. (2021). Research under the GDPR – a level playing field for public and private sector research?. *Life Sci Soc Policy, 17*, 4. https://doi.org/10.1186/s40504-021-00111-z

Radden, J. (2020). Principlism's balancing act: Why the principles of biomedical ethics need a theory of the good. *Journal of Medicine and Philosophy, 45*(4–5), 560–579. https://doi.org/10.1093/jmp/jhaa011

Rath, J., Ischi, M., & Perkins, D. (2014). Evolution of Different Dual-use Concepts in International and National Law and Its Implications on Research Ethics and Governance. *Science and Engineering Ethics, 20*(3), 769–790. https://doi.org/10.1007/s11948-014-9519-y

Rauch, G. (2024). Kritik an Lauterbachs Plänen führt in die Irre. *Der Tagesspiegel*. https://background.tagesspiegel.de/gesundheit-und-e-health/briefing/kritik-an-lauterbachs-plaenen-fuehrt-in-die-irre

Rawls, J. (1951). Outline of a Decision Procedure for Ethics. *The Philosophical Review, 60*(2), 177–197.

Rea, A. W., & Munns, W. R. Jr. (2017). The value of nature: Economic, intrinsic, or both? *Integr Environ Assess Manag, 13*(5), 953–955. https://doi.org/10.1002/ieam.1924

Reagan, M. D. (1967). Basic and Applied Research: A Meaningful Distinction? *Science, 155*,1383–1386. https://doi.org/10.1126/science.155.3768.1383

Regan, T. (1983). *The case for animal rights*. University of California Press.

Rippe, K. P., & Willemsen, A. (2018). The idea of precaution: Ethical requirements for the regulation of new biotechnologies in the environmental field. *Frontiers in Plant Science, 9*, Article 1868. https://doi.org/10.3389/fpls.2018.01868

Robbins Schug, G., Halcrow, S.E., & de la Cova, C. (2025). They Are People Too: The Ethics of Curation and Use of Human Skeletal Remains for Teaching and Research. *Am J Biol Anthropol, 186*, e70013. https://doi.org/10.1002/ajpa.70013

Röger, R. (2003). Hochrangigkeit, Alternativlosigkeit und ethische Vertretbarkeit der Forschung mit humanen embryonalen Stammzellen aus verfassungsrechtlicher Sicht. *Jahrbuch für Wissenschaft und Ethik, 8*, 313–333.

Rolfes, V., Bittner, U., & Fangerau, H. (2018). Die bioethische Debatte um die Stammzellforschung: induzierte pluripotente Stammzellen zwischen Lösung und Problem? In S. Zenke et al. (Hrsg.), *Stammzellforschung. Aktuelle wissenschaftliche und gesellschaftliche Entwicklungen*. (S. 153–177). Nomos.

Roll-Hansen, N. (2017). A Historical Perspective on the Distinction Between Basic and Applied Science. *J Gen Philos Sci, 48*, 535–551. https://doi.org/10.1007/s10838-017-9362-3

Russell, W. M. S., & Burch, R. L. (1959). *The Principles of Humane Experimental Technique*. Methuen & Co.

Sadin, S. R., Povinelli, F. P., & Rosen, Rt. (1989). The NASA technology push towards future space mission systems. *Acta Astronautica, 20*, 73–77.

Sahagún, L. (2021a). Caltech says it regrets drilling holes in sacred Native American petroglyph site. *Los Angeles Times*, 19. Juli. https://www.latimes.com/environment/story/2021-07-19/caltech-fined-for-damaging-native-american-cultural-site

Sahagún, L. (2021b). A Caltech scientist has apologized for damaging a sacred site. Is it enough? *Los Angeles Times*, 25. Juli. https://www.latimes.com/environment/story/2021-07-25/horrified-professor-apologizes-for-damaging-a-sacred-site

Salloch, S. (2018). The dual use of research ethics committees: Why professional self-governance falls short in preserving biosecurity. *BMC Medical Ethics, 19*(1): 53. https://doi.org/10.1186/s12910-018-0295-0

Scarre, C., & Scarre, G. (2006). *The Ethics of Archaeology: Philosophical Perspectives on Archaeological Practice*. Cambridge University Press. https://doi.org/10.1017/CBO9780511817656

Schapiro, S. J., Magden, E. R., Reamer, L. A., Mareno, M. C., & Lambeth, S. P. (2018). Behavioral Training as Part of the Health Care Program. In R. H. Weichbrod, G. A. H. Thompson, & J. N. Norton (Eds.), *Management of Animal Care and Use Programs in Research, Education, and Testing*. Taylor & Francis. https://doi.org/10.1201/9781315152189-32

Schicktanz, S., Schweda, M., & Wynne, B. (2012). The ethics of 'public understanding of ethics'—why and how bioethics expertise should include public and patients' voices. *Medicine, Health Care and Philosophy*, *15*(2), 129–139. https://doi.org/10.1007/s11019-011-9321-4

Schroeder, D., Chatfield, K., Muthuswamy, V., & Kumar, N. K. (2021). Ethics Dumping – How not to do research in resource-poor settings. *Journal of Academics Stand Against Poverty*, *1*(1), 32–55. https://doi.org/10.5281/zenodo.8089799

Schroeder, D., Chatfield, K., Singh, M., Chennells, R., & Herissone-Kelly, P. (2019). *Equitable Research Partnerships*. Springer. https://doi.org/10.1007/978-3-030-15745-6

Schwartmann, R., Jaspers, A., Lepperhoff, N., & Weiß, S. (2022a). Grundsatzregeln für die Anonymisierung personenbezogener Daten. Prozessmanagement, Evaluation und Monitoring. https://stiftungdatenschutz.org/fileadmin/Redaktion/Dokumente/Anonymisierung_personenbezogener_Daten/SDS_Studie_Grundsatzregeln_Web_01.pdf

Schwartmann, R., Jaspers, A., Lepperhoff, N., & Weiß, S. (2022b). Praxisleitfaden zum Anonymisieren personenbezogener Daten Anforderungen, Einsatzklassen und Vorgehensmodell. https://stiftungdatenschutz.org/fileadmin/Redaktion/Dokumente/Anonymisierung_personenbezogener_Daten/SDS_Studie_Praxisleitfaden-Anonymisieren-Web_01.pdf

Seales, W. B., Parker, C. S., Segal, M., Tov, E., Shor, P., & Porath, Y. (2016). From damage to discovery via virtual unwrapping: Reading the scroll from En-Gedi. *Sci Adv*, *2*(9), e1601247. https://doi.org/10.1126/sciadv.1601247

Seger, E. (2022). In Defence of Principlism in AI Ethics and Governance. *Philos. Technol. 35*, 45. https://doi.org/10.1007/s13347-022-00538-y

Seligsohn, D. (2024). Approaches to Climate Change Research in China. In S. Kennedy (Ed.), *U.S.-China Scholarly Recoupling – Advancing Mutual Understanding in an Era of Intense Rivalry*. Center for Strategic and International Studies.

Shabani, M., & Marelli, L. (2019). Re-identifiability of genomic data and the GDPR: Assessing the re-identifiability of genomic data in light of the EU General Data Protection Regulation. *EMBO Reports, 20*(6), e48316. https://doi.org/10.15252/embr.201948316

Shlobin, N. A., Savulescu, J. & Baum, M. L. (2024). The ethical landscape of human brain organoids and a mindful innovation framework. *Nat Rev Bioeng, 2*, 785–796. https://doi.org/10.1038/s44222-024-00211-3

Singer, P. (1975). *Animal liberation. A new ethics for our treatment of animals*. New York Review: Distributed by Random House.

Skirvin, R. M., Kohler, E., Steiner, H., Ayers, D., Laughnan, A., Norton, M. A., & Warmund, M. (2000). The use of genetically engineered bacteria to control frost on strawberries and potatoes. Whatever happened to all of that research? *Scientia Horticulturae*, *84*(1), 179–189. https://doi.org/10.1016/S0304-4238(99)00097-7

Skloot, R. (2010). *The Immortal Life of Henrietta Lacks*. Thorndike.

Smith, C. M. (2005). Origin and uses of primum non nocere--above all, do no harm! *Journal of Clinical Pharmacology, 45*(4), 371–377. https://doi.org/10.1177/0091270004273680

Spielmann, H. (2016). Alternativmethoden. In D. Sturma & D. Lanzerath (Hrsg.), *Tiere in der Forschung. Naturwissenschaftliche, rechtliche und ethische Aspekte*. Karl Alber.

Spranger, T., Böse, M., Jansen, S. et al. (2022). Die postmortale Weiterverwendung von Körpersubstanzen zu Forschungszwecken. *MedR, 40*, 8–11. https://doi.org/10.1007/s00350-021-6076-7

Steinsbekk, K., Kåre Myskja, B., & Solberg, B. (2013). Broad consent versus dynamic consent in biobank research: Is passive participation an ethical problem?. *Eur J Hum Genet, 21*, 897–902. https://doi.org/10.1038/ejhg.2012.282

Steyn, B. (2024). Nature's Intrinsic Value. *Environmental Ethics, 46*(2), 107–130.

Stiftung Datenschutz (o.J.). Anonymisierung personenbezogener Daten. https://stiftungdatenschutz.org/praxisthemen/anonymisierung

Stroncek, D. F., & England, L. (2015). Protecting the health and safety of cell and tissue donors. *VOXS, 10*: 108–114. https://doi.org/10.1111/voxs.12150

Takahashi, K., Tanabe, K., Ohnuki, M., Narita, M., Ichisaka, T., Tomoda, K., & Yamanaka, S. (2007). Induction of Pluripotent Stem Cells from Adult Human Fibroblasts by Defined Factors. *Cell, 131*(4), 861–872. https://doi.org/10.1016/j.cell.2007.11.019

Taylor, J. (2023). The ethics of cultural heritage preservation. *Frontiers of Humanities & Social Sciences, 5*(1), 40. https://doi.org/10.69610/j.fhss.20230622

Thiel, D. (2023). Identifying and Eliminating CSAM in Generative MLTraining Data and Models. https://purl.stanford.edu/kh752sm9123

Titus Livius (1821). *Römische Geschichte*. Übers. mit kritischen und erklärenden Anm. von K. Heusinger. Friedrich Vieweg. https://www.projekt-gutenberg.org/livius/roemisch/roemisch.html

Trace, S., & Kolstoe, S. E. (2017). Measuring inconsistency in research ethics committee review. *BMC Medical Ethics, 18*(1), 65. https://doi.org/10.1186/s12910-017-0224-7

Upper, C. D., Arny, D., & Vojtik, F. (1972). A reexamination of the relationship between Helminthosporium turcicum infection and frost sensitivity of maize. *Phytopathology, 62*, 794.

Urbina, F., Lentzos, F., Invernizzi, C. et al. (2022). Dual use of artificial-intelligence-powered drug discovery. *Nat Mach Intell, 4*, 189–191. https://doi.org/10.1038/s42256-022-00465-9

van Wynsberghe, A., Vandemeulebroucke, T., Bolte, L., & Nachid, J. (2022). Special Issue "Towards the Sustainability of AI; Multi-Disciplinary Approaches to Investigate the Hidden Costs of AI". *Sustainability, 14*(24), 16352. https://doi.org/10.3390/su142416352

Villalba, A. (2024). Artificial Gametes and Human Reproduction in the 21st Century: An Ethical Analysis. *Reprod Sci, 31*(8), 2174–2183. https://doi.org/10.1007/s43032-024-01558-z

Wachter, S., Mittelstadt, B., & Floridi, L. (2017). Why a Right to Explanation of Automated Decision-Making Does Not Exist in the General Data Protection Regulation, *International Data Privacy Law, 7*(2), 76–99. https://doi.org/10.1093/idpl/ipx005

Wagenknecht, T., Eusemann, B., Schwedhelm, P. et al. (2023). Die Tötung überzähliger Versuchstiere – das Erfordernis des „vernünftigen Grundes" und die Übertragung aktueller Rechtsprechung auf den Versuchstierbereich. *NuR 45*, 22–30. https://doi.org/10.1007/s10357-022-4102-9

Wagner, J. K., Colwell, C., Claw, K. G., Stone, A. C., Bolnick, D. A., Hawks, J., Brothers, K. B., & Garrison, N. A. (2020). Fostering Responsible Research on Ancient DNA. *American Journal of Human Genetics, 107*(2), 183–195. https://doi.org/10.1016/j.ajhg.2020.06.017

Werner, G. (2008). *Entnahme und Patentierung menschlicher Körpersubstanzen. Eine zivil- und patentrechtliche Beurteilung am Beispiel von menschlichen Antikörpern und Genen*. Mohr Siebeck.

World Health Organisation. (2022). *Global guidance framework for the responsible use of the life sciences: mitigating biorisks and governing dual-use research.* Retrieved from https://www.who.int/publications/i/item/9789240056107

World Health Organization (2024). Number of clinical trials by year, country, WHO region and income group (1999–2024). https://www.who.int/observatories/global-observatory-on-health-research-and-development/monitoring/number-of-clinical-trials-by-year-country-who-region-and-income-group. Zugegriffen am 25. Februar 2025.

Yu, J., Vodyanik, M. A., Smuga-Otto, K., Antosiewicz-Bourget, J., Frane, J. L., Tian, S., Nie, J., Jonsdottir, G. A., Ruotti, V., Stewart, R., Slukvin, I. I., & Thomson, J. A. (2007). Induced Pluripotent Stem Cell Lines Derived from Human Somatic Cells. *Science, 318*, 1917–1920.

Zenke, M., Marx-Stölting, L., & Schickl, H. (Hrsg.) (2018). *Stammzellforschung. Aktuelle wissenschaftliche und gesellschaftliche Entwicklungen*. Nomos.

Zenker, S., Strech, D., Jahns, R., Müller, G. , Prasser, F. , Schickhardt, C., Schmidt, G., Semler, S. C., Winkler, E., & Drepper, J.. (2024). National standardisierter Broad Consent in der Praxis: erste Erfahrungen, aktuelle Entwicklungen und kritische Betrachtungen. *Bundesgesundheitsblatt*, *67*, 637–647 https://doi.org/10.1007/s00103-024-03878-6

Zimmerman, M. J., & Bradley, B. (2019). Intrinsic vs. Extrinsic Value. In E. N. Zalta (Ed.), *The Stanford Encyclopedia of Philosophy* (Spring 2019 Edition). https://plato.stanford.edu/archives/spr2019/entries/value-intrinsic-extrinsic/

Kolibri 360 GmbH
Ferdinand-Jühlke-Straße 7
99095 Erfurt, Deutschland
produktsicherheit@kolibri360.de